未来的病
离我们并不远

朱瑜琪◎编著

全国百佳图书出版单位
中国中医药出版社
·北 京·

图书在版编目（CIP）数据

未来的病离我们并不远 / 朱瑜琪编著 . -- 北京：
中国中医药出版社，2021.7
ISBN 978-7-5132-6940-7

Ⅰ . ①未…　Ⅱ . ①朱…　Ⅲ . ①慢性病—预防（卫生）
Ⅳ . ① R4

中国版本图书馆 CIP 数据核字 (2021) 第 072656 号

中国中医药出版社出版

北京经济技术开发区科创十三街 31 号院二区 8 号楼
邮政编码　100176
传真　010-64405721
河北新华第二印刷有限责任公司印刷
各地新华书店经销

开本 710×1000　1/16　印张 15.75　字数 199 千字
2021 年 7 月第 1 版　2021 年 7 月第 1 次印刷
书号　ISBN 978-7-5132-6940-7

定价　59.80 元
网址　www.cptcm.com

服 务 热 线　010-64405720
购 书 热 线　010-89535836
维 权 打 假　010-64405753

微信服务号　zgzyycbs
微商城网址　https://kdt.im/LIdUGr
官 方 微 博　http://e.weibo.com/cptcm
天猫旗舰店网址　https://zgzyycbs.tmall.com

如有印装质量问题请与本社出版部联系（010-64405510）
版权专有　侵权必究

前言

从现在开始给身体付首付，做按揭

从23岁开始行医到现在，我接诊的患者已经有近20万人次了。这其中，有一部分人与我只有一面之缘。记得有一位老人才61岁，刚刚退休，他在女儿的陪同下来看病，说自己最近瘦得特别快，还有呕吐，大便发黑。我当时高度怀疑他是胃癌。经检查，果然如此。我悄悄地把结果告诉他的女儿，他的女儿当时哭得跟泪人似的。老人一下子就明白了，来的时候是走着来的，但当时就瘫软在地了。没过两个月，老人就离开了。

还有很多亲人朋友，头天还见面聊天，甚至相互开几句玩笑，没想到第二天就听说人没了。我有一个朋友是个非常努力勤奋的人，自己开了一家公司。由于应酬多，肚子大得跟个小水缸似的，走起路来肚子都来回晃动。他每年都找我开体检单进行体检。我拿着他的检查结果告诉他，他血压高，血脂高，血糖高，还有重度脂肪肝……一大堆毛病，该注意身体了。他总是说最近不行，公司事情太多。

这些我也理解，人生在世，有几个能身心由己呢？果不其然，一天早晨，我突然接到电话，那个朋友喝完酒，在沙发上一睡就再也没有醒过来。

以前看到过一个很老的笑话，说外国人做什么都是付个首付，然后进行按揭。比如买房子、汽车。这样到老了，房子住了一辈子，汽车开了一辈子。而咱们国人则是辛辛苦苦攒钱买房子，一辈子省吃俭用，到老了，钱攒够了，房子盖起来了，人却享不了几年福了。现在，咱们按揭买房、车已经成了习惯，消费观念发生了很大的转变。

但在这里我要说的是，从现在起，给我们的身体付个首付，做个按揭吧！

先付个首付！是什么首付呢？给我们的身体做一个全方位的检查，静下心来想一想我们的饮食、生活有什么不健康的地方。这样才能对我们的身体有个彻彻底底的了解，才能给我们自己的身体健康做个评估打分。

然后开始按揭！即每天注意我们的饮食，定期进行运动，每年进行必要的体检，平时多翻看一些健康养生类的书籍。

作为一名医生，我想说其实健康长寿就是这么简单。但是越简单，就越容易被人忽视。就像我在书里写的一样，人为什么会得脑梗死、心肌梗死、肾衰竭、肺栓塞？就是因为生活中不注意，血管里的血栓本来像粒小沙子，你不注意，结果沙子越滚越大，慢慢变成了小石子，堵到脑血管，人不就脑梗死了吗？就像我在前文中提到的胃癌一样，如果平时饮食不注意，出现了胃炎，得了胃炎还不注意就会导致胃溃疡，有了胃溃疡还不注意就会出现息肉，息肉时间久了就癌变了。再比如书中的肥胖、失眠、受寒、喝水少等，其危害都是一样的。我常常跟我的患者说，病就像个狼崽子，它小的时候，你拿它当狗养，感觉没什么，长大后说不定哪一天就要人命了。所以，趁自己还是小病的时候，通过运动、锻炼、食疗等方式治疗，病还能治好，越晚就越麻烦！

这就是我写这本书的目的，从现在开始，给自己的身体付个首付，开始按揭吧！你得到的将会是健康的身体！长寿的福报！

朱瑜琪

辛丑年春

目录

第一章

可怕的小血栓竟能诱发心肌梗死、脑梗死、肾衰竭……

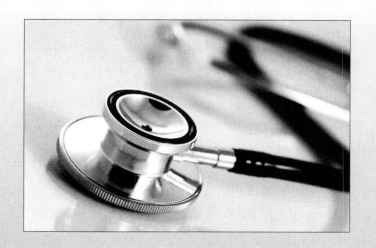

小血栓堵到哪里，哪里"栓塞"

人到中年以后，经常会听到吃惊到让人"瞪眼睛""掉下巴""脑子嗡嗡响"的事情，比如说，突然听说某个身边好友或者亲人因为脑梗死、心肌梗死、肾衰竭等疾病离我们而去了。而这一切，都是血管里可怕的血栓造成的！

可怕的血栓从哪儿来

我们人体内的血液是否能够正常流动，取决于血液中的两大系统，即凝血系统和抗凝系统是否正常运行。在我们机体正常的情况下，凝血系统和抗凝系统二者保持着动态平衡，从而保证血液在血管中能够正常流动，不会形成血栓，堵塞血管。但是，在一些特殊的情况下，比如说血管出现狭窄、硬化等病变或损伤，或者是身处寒冷的环境、人体血压过低、大量出汗、饮水不足等情况下，血管内的血流就会变得缓慢，血液也会变得黏稠，导致凝血功能亢进或抗凝功能削弱时，就会打破凝血系统与抗凝系统之间的平衡，此时就容易出现血栓疾病。血栓随着血液在血管内流动，堵到了哪里，哪里就会"栓塞"，会给我们身体带来极大的危害，甚至会威胁生命！

小小的血栓就好像是江河之中的泥沙，它们游走在我们血管的"河道"里，若是哪里血流速度变缓，或是血液过于黏稠，它们就会在哪里沉积下来，越聚越多，小小的泥沙慢慢地汇聚在一起，积沙成石；由于石块的表面积要远远大于小沙子，进而更加容易黏附泥沙，小小的石块就会迅速成长，时间一长就长得足以堵塞血管，导致该血管的下游区域供血不足，可怕的小血栓竟能诱发心肌梗死、脑梗死、肾衰竭……

营养不良，继而坏死；就算该石块目前不够大，没有在此处堵塞血管，被血流裹挟着向下冲去，然而我们的血管越是分支越狭窄、越细小，由于"河道"渐走渐窄，"石块"却越长越大，堵塞"河流"就只是时间问题。

所以，血栓就是身体里的不定时炸弹，使我们的生命受到了高度的威胁！

小小血栓堵到了心脏，就成了要命的心梗

稍有点常识的中老年人都听说过"心肌梗死"这个名词，但什么是心肌梗死，很多人就说不清楚了。其实，它也跟小小的血栓有关。

当人体的某条动脉血管腔内有血栓形成的时候，会使管腔迅速发生持久而完全的闭塞，但这个时候冠状动脉与其他冠状动脉间侧支循环还未充分建立，就会导致这条动脉所供应的心肌严重持久缺血。若是心肌缺血达一个小时以上，即可导致部分心肌坏死。这种由于冠状动脉闭塞，血流中断，使部分心肌因严重的持久性缺血而发生的局部坏死，即心肌梗死。

心肌梗死还会导致一些可能出现的并发症，比如心脏破裂、室壁膨胀瘤等，还会出现心肌梗死后综合征，这时候就会出现发热、胸痛、气急、咳嗽等症状，而且还会反复发作，十分折磨人。

若是心肌梗死导致心脏严重缺氧，心脏缺氧又导致血液凝固，进而使血液无法将氧气输送到脑部，就会造成脑死亡。而此种状况抢救的黄金时间只有4分钟。也就是说，打"120"叫救护车都来不及。有很多名人都是死于这种疾病，比如小品演员高秀敏、相声演员马季、相声演员侯耀文以及被称为音乐才子的台湾音乐制作人马兆骏等都是因为心肌梗死而猝死的。

心肌梗死的突发往往让人猝不及防，因为黄金抢救时间就那几分钟，又有几个幸运儿能抓住那4分钟呢？所以，我们唯有预防血栓，从根源上铲除这一巨大的安全隐患。

小小血栓堵到了脑就是脑梗死

脑是我们人体极其重要的组成部分，它是我们人体中枢神经系统的主要组成部分。脑对血液供应的要求极高，大家知道吗？脑的重量仅占体重的 2% ~ 3%，但其所需要的血流量则占心输出量的 15% ~ 20%。

有项研究发现，如果一个人大脑半球的血流量减少一半的时候，这个人就会发生精神错乱，甚至意识丧失。更严重的是，因为脑组织几乎没有氧和葡萄糖的储备，如果血栓堵塞脑部血管，使脑部血液供应障碍造成缺氧和葡萄糖不足，就会引发大面积脑梗死。如果脑部血液停止供应 6 ~ 8 秒，脑灰质组织内没有任何氧分子，这个人在 10 ~ 20 秒之间就会出现脑电图异常；如果血液供应停止 10 ~ 12 秒，即可出现神志障碍；30 秒后脑电图就会出现一条"平线"；一分钟后神经元功能的恢复就会变缓慢；3 ~ 4 分钟后脑组织内游离葡萄糖即可消耗殆尽，脑神经元细胞功能若想完全恢复正常就极其困难；停止 4 ~ 5 分钟后脑神经元细胞开始坏死。

脑血栓就是这么可怕。病情轻的患者，小部分脑梗死发病后，就会出现一定程度的意识障碍；如果大脑半球较大面积梗死、缺血、水肿，就会影响间脑和脑干的功能，出现偏瘫、言语不利甚至是死亡。

还有一点我们谁也不愿意看到，那就是近年来脑梗死的发病率越来越高，不但严重影响了患者本人的健康，也给家人及亲属增加了巨额经济负担。我有个朋友，他的母亲因为突发脑梗死变成了植物人，在床上一躺就是 12 年，给爱人、子女带来极大的经济、生活负担。

小小血栓堵到肺上会导致肺栓塞

肺是人体的呼吸器官，人活一口气，如果小小的血栓堵塞到了肺动脉上，就会引起肺栓塞。医生给肺栓塞起了一个外号——"名副其实的沉默杀手"。因为它的出现悄无声息，80% 的肺栓塞患者起病时并无临床症状，2/3 的人出现肺栓塞后会在 2 小时内死亡。以前肺栓塞是少见病，但是近年来肺栓塞的发病率却在逐年增加，有医学调查资料表明，栓塞在导致恶性肿瘤患者死亡的原因中位列第二，仅次于恶性肿瘤本身。

小小血栓堵到下肢是下肢坏疽，难逃截肢的命运

下肢血栓形成多见于下肢深静脉，很多人出现下肢血栓的时候不以为意，因为症状也不太明显，比如说，很多人主要表现为患肢肿胀，局部疼痛，站立时尤为明显，小腿肌肉、腘窝、腹股沟等处有压痛等。

但是你知道吗？下肢血栓会堵塞下肢静脉，轻微的会导致下肢水肿、继发性静脉曲张、皮炎、郁滞性溃疡等，严重的还会引起下肢坏疽，一旦治疗不及时，到时候就只有截肢保命一条途径了。

小小血栓堵到肾上是肾衰竭

肾脏的主要工作是过滤血液中的废物，所以肾脏中的毛细血管网十分发达，不但纵横交错而且十分狭窄，由于其细小而密集，也就在无形中增加了血栓堵塞血管的可能性。而当那小小的血栓堵到肾的毛细血管时，血液循环就会受到阻碍，甚至出现血液循环中断。这时候，这片区域的肾小球乃至肾小体由于供血不足就会缺氧坏死，使肾脏的整体功能下降，可怕的肾衰竭（也就是咱老百姓常说的"肾衰"）就出现了。

小小血栓就像颗不定时的移动炸弹，破坏力十足，但往往被我们忽略，不觉得那是什么大问题，可是一但它对我们人体发难时，我们就承受不住它的侵犯。所以我们一定要在日常生活中关注它，重视它，防微杜渐，将它扼杀在摇篮之中，只有这样才能将它对我们身体造成危害的可能降至最低，所以说预防很重要！

怎样预防"堵死"人的血栓

血栓虽小，但其对我们人体的破坏能力却不容小觑。血栓堵到心脏引发心肌梗死，堵到脑引发脑梗死，堵到肺引发肺栓塞，堵到肾引发肾衰竭，真是堵哪哪死，甚至会把人堵死。小小的血栓如此可怕，我们怎么做才能不让血栓在我们体内形成，让它不对我们的身体健康产生危害呢？相信这是每一个渴望拥有健康身体的朋友都迫切想解决的问题，那我就给大家讲讲血栓的四大"怕"吧。

血栓最怕运动

"流水不腐，户枢不蠹"，意思是流动的水不会腐臭，常常转动的门轴不会被虫蛀蚀。人要多活动，血栓才不会沉积，才不会像滚雪球一样越滚越大。所以，老年人可以没事打打太极拳，练练五禽戏，中青年人去健身房练一练。总之一句话："有事没事，多活多动。"因为做运动可以促进血液循环，加快血液流速，使我们的血液变稀薄并且还可以降低血液的黏滞性，对预防血栓的形成有极大的帮助。

血栓最怕这种药

血栓用药一定要向医师咨询，遵从医嘱，每次服用少量阿司匹林可使血小板环氧化酶乙酰化，失去其生物活性，进而防止血栓形成。但若是大剂量服用阿司匹林，则会抑制一种前列腺素的生成，加速血液凝固，反而会形成血栓，所以一定要咨询大夫，不宜大剂量服用。另外，中成药复方丹参片也能活血化瘀，使血液流畅。

血栓最怕这样吃

要多吃高密度脂蛋白的食物。高密度脂蛋白不仅不会沉积在血管壁上，还能促进已沉积在血管壁上的极低密度脂蛋白溶解，使血流通畅，防止动脉硬化。适当的运动和饮食调节都可以增加高密度脂蛋白，这里咱们重点说说吃。一是常吃洋葱，大家要记住，洋葱中含有前列腺素 A，能扩张血管，降低血液黏稠度，增加血流量，预防血栓形成。洋葱中还含有一种成分叫槲皮酮，可抑制血小板凝集，促进纤溶系统功能，从而预防血栓形成。二是多吃大蒜，大蒜中含有一种天然的血液稀释剂，其效果明显而持久。这种物质可增强心脏的收缩力量，降低动脉血管的阻力，使血液循环通畅，预防血栓形成。三是多吃海带、卷心菜、四季豆、深海鱼油、黑木耳、菠菜、黄瓜、胡萝卜、苹果、葡萄、韭菜、生菜等，这些食物都可以软化血管，防止动脉硬化。

血栓最怕多饮水

每晚睡前记得喝一杯白开水，也可防止血栓形成。平时要养成饮水的习惯，每天饮水 1000～1200 毫升，有利于血液循环，降低血液黏稠度，对预防血栓很有好处。

 ## 身体里有了血栓怎么办

血栓是血流在血管内面剥落处或修补处的表面所形成的小块。若是这种小块在血管壁上脱落，进而随着血流在人体中游走，一旦堵塞某处小血管，那将是极其危险的。血栓一旦形成，它就像我们人体内的炸弹，而且还不止一颗，指不定什么时候就会爆炸，轻则中风偏瘫，重则截肢甚至死亡。这种不幸的事情在我们的身边时有发生，我们究竟怎样才能避免此种悲剧发生在我们身上呢？

那么，现在相信大家非常渴望知道，若是自己身体里有了血栓怎么办，担心其会不会要命。告诉大家八个字——"三不一减，一走一测"，助您化解血栓危机！

一不：不抽烟

很多人明明知道吸烟有害健康，却仍是戒不掉这种陋习，相信大多数烟民对于吸烟有害健康的认识还仅仅停留在吸烟会引发肺部疾病甚至肺癌这一层面吧！我必须负责任地告诉大家，这一认识太肤浅了。吸烟不仅仅会导致肺癌高发，对肝脏、心脏、血管等都有非常严重的伤害！而且，吸烟会诱发血栓的形成。原因其实很简单，因为吸烟的时候，烟草中的有害化学物质会损伤血管内膜，让血细胞更容易凝集起来，进而形成血栓。所以，烟民朋友们要十分注意这一点，烟一定要逐渐减少并慢慢戒掉，并且日常生活中要多点喝水，多吃青菜，帮助身体排出"烟毒"，减少危害！

二不：不久坐

久坐使人体血液循环变慢，会增大血栓形成的风险。有研究数据显示，每静坐 1 小时，患深静脉血栓形成的风险会增加 10%；每坐 1.5 小时，便会使膝关节血液循环降低 50%。久坐、缺乏运动的朋友，尤其是办公室一族，以及长途车、公交车司机等职业，一定要警惕血栓的风险。若是你恰巧是他们其中的一员，最好平时一定要有意识地主动站起来活动一下。比如每坐 45 分钟，就站起来活动 5 分钟，扭扭腰晃晃腿，哪怕就是起来接杯水，走几步也是好的。

三不：不（或者少）服用雌激素

服用避孕药物和更年期采用雌激素替代疗法的女性朋友比较容易患上血栓。因为雌激素是常见避孕药物的主要成分，而服用避孕药的女性患上血栓的可能性较常人会增加 3～4 倍。因此，存在血栓风险因素的女性，比如吸烟、肥胖的女性，不建议采用药物避孕。更年期采用雌激素替代疗法的女性也应当重视血栓的隐患。

除了不要做、不该做的事项外，我们还要主动去努力减少血栓的风险。

一减：减肥不可少

如今人们的生活水平提高了，吃的食物比以前好了，但是人却变得越来越懒，很少有时间进行体育锻炼，所以现在咱们身边的胖子越来越多。然而，你可能并不知道，肥胖越严重，患上静脉血栓栓塞的风险就越高。因为越肥胖的人身体承受的重量越大，其体内的血液流动起来就越困难，若是他还有久坐习惯，又不喜欢做体育锻炼，情况会更加糟糕。所以无论何时何地，每天都要抽出一点时间来锻炼身体，把自己的体重控制在一个正常范围内。饮食也要注意多样性，营养要全面、均衡，不要挑食偏食，这样才会保持一个苗条健康的身材！

一走：走路很必要

动起来，从头到脚防血栓。世界卫生组织指出，走路是世界上最佳的运动之一，简单易行，强身效果又好，不论男女老少，什么时候开始这项运动都不晚。在预防血栓方面，走路能保持有氧代谢，增强心肺功能，促进全身从头到脚的血液循环，防止血脂在血管壁堆积，防止血栓形成。

一测：自测很重要

测试自己的血液流通状况，自查血管有没有堵，以便我们及早发现，及早治疗。测试方法：平躺在床上，把双腿抬高至45°左右，时间30秒左右，然后观察自己的两条腿。如果发现有一条腿颜色苍白，甚至有点蜡白，并且感觉腿的皮肤颜色有点透明状，待把腿放下去后，恢复正常坐姿，这条腿又会发生潮红现象，就说明这条腿已经发生了缺血症状，要十分注意了。

如果您很不幸，身体里存在血栓，也不要过于惊慌，内心的惊慌与恐惧对治愈疾病没有任何帮助。保持一个乐观的心态，科学地改正自己的生活习惯，再加上医师的帮助，药物的治疗，化解血栓指日可待！

 ## 秘方在手，血栓难有

虽然血栓在我们的体内很容易形成，我们的身边总是或多或少的有血栓患者，血栓引发的疾病让无数医师和患者苦不堪言，每年都有数十万计的鲜活生命被小小的血栓带走。但我们真的对小小的血栓束手无策吗？面对血栓我们真的无能为力吗？人类个体真的无法抵御血栓的侵袭吗？就没有预防血栓的良方吗？

不！只要你想，你就可以在日常生活中抵御血栓的侵扰；只要你想，你就可以从饮食上预防血栓的形成；只要你想，你就可以在一日三餐中解决血栓的隐忧。下面我将为你透露几个不花钱的预防血栓验方。

可怕的小血栓竟能诱发心肌梗死、脑梗死、肾衰竭……

验方一：糖醋蒜

原料：大蒜1000克，白砂糖250克，醋1000克。

制作方法：①取新鲜大蒜1000克，将大蒜剥去蒜衣；②将剥好的大蒜粒放进干净的容器里；③向装有大蒜的容器内加入陈醋，直至醋将大蒜完全淹没；④向被醋浸泡的大蒜中加入250克白砂糖，慢慢摇匀；⑤盖上盖子密封好，冷藏15~20天，看到蒜全绿了，就可以吃了。

功效用法：大蒜中含有名为大蒜素的化合物，能阻碍血小板细胞膜上的某些受体，控制血小板凝聚，从而预防脑血栓的形成；醋也可软化血管。用这个方法做成的糖醋蒜非常好吃，每天吃饭的时候吃上一两瓣，既开胃又治病。

验方二：当归枸杞汤

原料：当归10克，枸杞子10克，大枣10枚，黄芪30克，猪瘦肉100克。

制作方法：①将猪肉切片；②将上述所有食材放入锅中，加水将食材完全淹没；③加入适量食盐以调味，一起炖汤30分钟左右。

功效用法：活血化瘀，吃肉喝汤，适用于脑血栓者。

验方三：三七丹参山楂茶

原料：生三七5克，生丹参5克，生山楂5克。

制作方法：三味药共研为细末泡水当茶喝。

功效用法：每日3次，每次用5克泡上一杯即可。三七、丹参、山楂合三为一搭配起来服用，其活血化瘀的功效能大大提升。三七是药食兼用的好东西，三七具有活血止血的功效，《本草纲目拾遗》里说"人参补气第一,三七补血第一"。丹参可以抗栓溶栓,降脂和防动脉硬化,是历代医家公认的活血化瘀药,也是当今临床防治心脑血管病的常用药。丹参味苦,微寒,为养血活血药,抗血小板凝聚,改善心脑供血,降压,降脂,降尿酸。常吃丹参能够活血化瘀,起到抗血栓、溶解血栓、降脂和防动脉粥样硬化的作用。

验方四:五味银叶红枣蜜

原料:五味子250克,银杏叶500克,红枣250克,蜂蜜1000克,冰糖或白糖50克。

制作方法:①将银杏叶切碎,红枣皮肉撕开,与五味子一起放入大瓦罐内,用水浸泡2小时,水要浸没所有药物,若是银杏叶浮起,可加重物压下;②用中火煎沸后,改用小火约煎1小时,煎至约剩浓汁一大碗时,滤出头汁;③再加冷水适量,约煎1小时,煎至剩下药液一大碗时,滤出二汁;④将头汁、二汁倒入大砂锅内,用小火先煎半小时,使药汁进一步浓缩;⑤向药汁中加入蜂蜜、冰糖,不要加盖,约熬炼半小时;⑥关火,冷却后装瓶盖紧。

功效用法:每日2次,每次2匙,饭后开水冲服,3个月为1个疗程。通利血脉,软坚润燥。

验方五:丹参黄豆汁

原料:丹参500克,黄豆1000克,蜂蜜250克,冰糖30克。

制作方法:①将黄豆用冷水浸泡1小时后捞出,倒入大锅内,加水适量;②先用旺火烧开,加黄酒1匙,再改用小火煮,至黄豆烂熟,汁浓时离火;③将豆汁滤出;④将丹参倒入大瓦罐中,用冷水浸泡1小时,以浸没为度;⑤用中火烧沸后,改用小火煎半小时许,滤出头汁,再加水适量煎半小时许，滤出二汁，弃渣；⑥将黄豆汁、丹参汁一起倒入瓷盆内，加蜂蜜、冰糖，瓷盆加盖，隔水蒸2小时；⑦离火，冷却，装瓶，盖紧。余下的熟黄豆可再做成菜。

功效用法：每日2次，每次1匙。饭后1小时用开水冲服或米汤送下。通血脉，破瘀血，健脾胃，补心血。

以上便是我临床实践多年的预防血栓的5大验方，若您在看了之后，能够切实在生活中加以运用的话，那小小的血栓将不再是您的隐忧！

第二章

脂肪太多，怎能不得心脑血管疾病

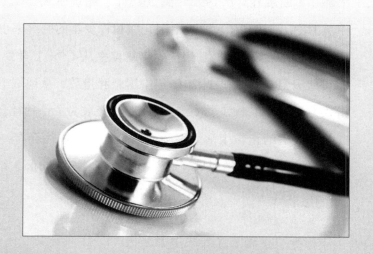

为什么肥胖跟高血压、糖尿病、冠心病、胆结石、脂肪肝、结肠癌、不孕不育等疾病是亲戚

随着我国人民物质生活水平的提高，我国肥胖人群绝对数量已住居世界第一。英国著名医学杂志《柳叶刀》2016年发表的全球成年人体重调查报告显示，全球范围内成人肥胖人数已经超过瘦子，而中国已超越美国，成为全球肥胖人口最多的国家。其中，中国男性肥胖人数为4320万，女性肥胖人数为4640万，总人数高居世界第一。

另外，根据我国相关部门的统计数据显示，中国人的超重率和肥胖率都在不断攀升。从1992年到2015年，超重率从13%上升到30%，肥胖率从3%上升到12%。同时中国儿童和青少年的肥胖率也在快速增加，从2002年到2015年，儿童和青少年超重率从4.5%上升到9.6%，肥胖率从2.1%上升到6.4%。根据2015年中国肥胖指数，从地域上来说，北方肥胖指数为35%，高于南方的27%。肥胖已经成为了一种社会性问题，它严重威胁着我们的正常生活。因为人一旦肥胖，往往会有一系列疾病紧紧跟随，比如高血压、糖尿病、冠心病、胆结石、脂肪肝、结肠癌、不孕不育等疾病，这些疾病会严重危害我们的身体健康。

我是"发福"了？还是肥胖了

现如今人们已开始越来越注意肥胖这个问题，但是有多少人知道什么样的体重才算肥胖呢？一些女孩子一直在减肥，直至瘦骨嶙峋也不罢休，她们是真的胖吗？下面我给大家介绍一个肥胖鉴定指数。

成人体重指数BMI值计算公式＝体重（千克）/身高²（米²），我国成人体重指数（BMI）标准：19～24为正常；＞24为超重；＞28为肥胖。

肥胖的"亲戚"可真不少

有的人认为胖点也没什么大不了的，肥胖反而更显"富态"。这其实是大错特错的，胖没有什么，但你忘了，肥胖它还有诸多"亲戚"，它的那些"亲戚"可没一个是省油的灯。无论面对哪一个，你都招架不住，不信你来仔细瞧瞧。

肥胖并发高血压

高血压对人体的危害极大，它可以引起心脏病、血管瘤、中风、肾衰竭等一系列疾病。高血压是一种以动脉压升高为特征，可伴有心脏、血管、脑和肾脏等器官功能性或器质性改变的全身性疾病。高血压发病的原因很多，肥胖是其中不可忽视的一个诱发因素。

有统计数据表明，一个人的体重若是超重10%以上，他的高血压发病率就会超过10%；一个人的体重若是超重20%左右，他的高血压发病率就可达到19%左右；一个人的体重若是超重50%，他的高血压发病率就可高达55%以上，这将是正常人高血压发病率的7倍！可以这么说，在中度以上肥胖的人中，有一半会得高血压。而肥胖是怎么引发高血压的呢？肥胖之所以会引发高血压，主要是由于肥胖者的脂肪会在体内大量沉积，扩大了人体的血管床，血液循环量就会相对增加，在正常心率的基础上，心率要增加许多，长期的负担过重，左心室心壁就会增厚，导致血压升高。肥胖对高血压的影响是通过增加血容量负荷，胰岛素抵抗，外周阻力血管变化，体内肾素－血管紧张素系统、心钠素的变化以及类固醇激素的差异等因素导致的，这些因素对高血压的发生和加重都起到了重要的作用。另外，肥胖者的肾上腺皮质功能亢进，会引起水钠潴留，这也会加剧血压升高。

肥胖并发糖尿病

研究表明，长期持续肥胖者的糖尿病发病率会明显增高，可高达普通人群的4倍。统计表明，在体重正常人群中，糖尿病的发病率仅为0.7%；若一个人的体重超过正常值的20%，他的糖尿病发病率即为2%；如果一个人的体重超过正常值50%，其糖尿病发病率可高达10%。中度肥胖者的糖尿病发病率比体重正常人群约增加4倍，而极度肥胖者则增加30倍，所以一个人的肥胖程度与其糖尿病的患病率密不可分。

肥胖为什么容易引起糖尿病呢？其根本原因在于肥胖者体内存在着一种特殊的"环境"，叫作胰岛素抵抗。胰岛素是我们人体内最主要的降血糖激素。人在进食后将大量的糖分吸收入血液，通过血液循环运往全身各处。只有依靠胰岛素的作用，血糖才能进入细胞被人体利用，同时血液中的葡萄糖水平也会被胰岛素维持在一定的范围内。很多学者认为肥胖者的细胞对胰岛素不敏感，也就是说肥胖者比正常人需要更多的胰岛素以使葡萄糖得到正常利用。这就会造成肥胖者血液中的胰岛素水平大大高于普通人，这就会增大胰腺的工作负担，胰腺就有可能由于过度工作，使其合成胰岛素的功能渐渐衰竭，继而胰岛素的生成就渐渐不足以把血糖降低到正常范围。久而久之，胰腺就会丧失分泌胰岛素的功能，糖尿病也就随之而来。

肥胖并发冠心病

《欧洲心脏病学杂志》公布了欧洲一项大型健康调查的数据，分析了体重与心脏病的关联，这些数据涉及超过50万人，他们来自欧洲的10个国家。数据分析结果显示，与体重正常的人相比，单纯肥胖或体重超重的人患冠心病的风险会上升28%。肥胖容易诱发冠心病的原因有哪些呢？肥胖者往往有喜食高热量饮食的习惯，这种饮食习惯会使胆固醇、甘油三酯和血压升高，促使冠状动脉粥样硬化的形成和加重；肥胖者所摄取的过多热量，在体重增加的同时也会使心脏负荷和血压均升高，从而增加心肌耗氧量；另外，肥胖者体力活动减少，妨碍了冠状动脉粥样硬化侧支循环的形成。所以肥胖者的冠心病患病率远高于正常人。

肥胖并发胆结石

可引发胆结石的因素有很多，肥胖正是其中一种。肥胖引起胆石症的原因是肥胖患者血中胆固醇、甘油三酯呈持续升高状态，而血中胆固醇、甘油三酯等增高是胆石形成的危险因素，肥胖者胆汁常呈过饱和状态，但胆汁酸正常，故而使胆固醇容易结晶。所以肥胖患者伴有三高的患者应立刻减肥。

尤其是肥胖的中年妇女更应该注意肥胖问题。医学研究表明，女性40岁以后性激素的分泌较以前有所改变，会比以前减少。女性激素会影响胆囊的排空收缩能力，还会影响胆汁的成分，一旦肝脏分泌的胆汁酸减少，就会增加结石形成的可能。

肥胖并发脂肪肝

肥胖引起的脂肪肝主要是由于脂肪组织增加，游离脂肪酸释放增加所致。脂肪肝的常见症状为乏力、腹胀和肝区不适。但据统计，1/4肥胖人群的脂肪肝可无症状。人体肝内脂肪堆积的程度与体重成正比，30%～50%的肥胖症患者有脂肪肝，重度肥胖者脂肪肝病变率高达61%～94%。一般情况下，肥胖并发脂肪肝的患者如果及时控制体重，一般预后较好。但若患者对此掉以轻心，长期下去，脂肪肝可发展成为脂肪性肝炎、脂肪性肝纤维化及脂肪性肝硬化等。同时，肥胖并发脂肪肝的患者比未并发脂肪肝的患者更易发生糖尿病、高脂血症、冠心病和脑血管病等相关疾病。所以，肥胖并发脂肪肝的治疗很简单，不用花钱，把体重减轻下去就可以了。

肥胖并发结肠癌

结肠癌是西欧、北美等发达国家最常见的恶性肿瘤，也是我国九大常见恶性肿瘤之一。肥胖容易诱发结肠癌与胰岛素和胰岛素样生长因子是分不开的，它们会促进结肠的细胞增殖，引发癌变。

肥胖并发不孕不育

现在，要不上孩子的家庭越来越多了。很多时候，我们无法理解要不上孩子的痛苦，但是在这里提醒大家，有时候你天南海北地找专家，做各种检查，吃中药，吃西药，甚至是做试管婴儿，却想不到你的不孕不育是肥胖造成的。

肥胖可导致人体全身内分泌代谢紊乱，首先是血胰岛素升高，胰岛素抵抗，也就是肝脏、肌肉等组织对胰岛素的反应不敏感，所以胰岛就要制造过多的胰岛素来补偿，胰岛素升高后作用于体内很多靶器官，如肝、肌肉、内分泌腺体等，其中卵巢对胰岛素的反应要比肝脏和肌肉敏感得多，高胰岛素血症可以刺激卵巢和肾上腺分泌过多的雄激素，导致卵泡生长受到抑制，影响排卵，出现月经失调甚至停经，导致不孕。肥胖男性体内雄激素水平减少而雌激素增多，多有性功能障碍及不育。

肥胖的危害是不是很吓人？其实鉴于篇幅的原因，笔者还没有一一列举。所以说，肥胖可不是一个小问题，它可以诱发诸多严重危害我们身体健康的疾病，不容我们忽视。

只要你的身体肥胖了，你的身体就成了孕育诸多肥胖并发症的土壤，你就存在着患诸多肥胖并发症的风险，肥胖的那些亲戚指不定什么时候就会找上门来。我们只有严格控制体重，剔除孕育肥胖并发症的土壤，才能远离疾病的侵扰，保持一个健康的身体状况。

 ## 让我们身体"肥肉"增多的十大不良生活方式

有调查数据表明，随着我国经济的快速发展，社会城市化的同时也给我们带来了"肥胖潮"，中国的肥胖问题正以"令人担忧的"速度增加，有近15%的人口体重超标，儿童肥胖人数在过去的15年里增加了28倍。2002年中国健康与营养调查数据显示，14.7%的中国人体重超标，2.6%的中国人属于肥胖。而2007年2月，世界卫生组织发布的一项各国肥胖比例的调查报告显示，中国国民超重比例为28.9%。我国肥胖人群的迅速扩大与我们不良的生活习惯密不可分。

长期不吃早餐

早餐是一日三餐中最为重要的一顿饭，却常常被人们所忽视。大多数人吃晚饭的时间通常在晚上7点半左右，一般不会晚于晚上9点。因此，如果早晨7点半进食早餐的话，距头天晚饭时间至少也有10小时，此时腹中早已空空如也了。如果不吃早餐，到午饭时，则已经空腹十五六个小时，就会出现强烈的饥饿感。为了填饱肚子，势必会吃进许多食物，这将会成为肥胖的诱因。

喜欢让自己挨饿

我国有句俗语这么说"一席饱三顿",意思是吃一次酒席可抵三顿饭。而通常在大吃一顿之后,随之而来的就是挨饿。为什么少吃一顿也成了坏事呢?这不应该有利于减肥吗?让我们设想一下,你被困在一个密闭的环境里,只有在外面的人想起你的时候才会给你送饭吃。那么,当有饭送来的时候你会怎样做呢?应该是储存食物吧,因为你根本不知道下一次会在什么时候才有饭吃。所以,如果你经常大吃一顿,再饿一顿,身体也会形成储存食物的惯性,这会直接导致我们发胖。

吃饭太快

首先你要明白的是,通常在我们吃饭时,有没有吃饱并不是肠胃告诉我们的,而是大脑向我们发出信号,提示已经吃了足够的食物了。但研究表明大脑和身体之间的联系有20分钟的延时。也就是说,在你事实上已经吃饱了的20分钟以后,你的大脑才会让你感觉到这一点。吃得越快就会吃得越多,因为你根本没有给大脑一个机会告诉你已经饱了。长此以往,多余的能量在体内转变成脂肪储存起来,便形成了肥胖。所以吃饭还是应该细嚼慢咽。

经常吃西式快餐

西式快餐食物如炸鸡腿、薯条等的制作以烤、炸为主,所含的热量较高,一份西式快餐中所含的能量差不多相当于一个成年人一天所需要的能量,但其中所含的营养素如维生素、矿物质等却相对很低。另外,西式快餐中的饮料大多是含糖高的饮料,几乎不含什么营养素。因此,经常吃快餐,能量的摄入会超过身体的需要,多余的能量会转化为脂肪在人体贮存起来，从而引起肥胖。因此，应少吃西式快餐，每个月不要超过1次。

经常吃大餐

现如今，朋友之间有事没事一起约个饭已经成了寻常。我们当中有太多的人因为诸多原因经常去参加饭局。朋友请客、结婚宴席、同学聚会，人们席间常常玩得不亦乐乎，不知不觉就吃了几个小时。然而你不知道的是，这正是被不少专家认为有可能是引起肥胖的重要原因。在同样一段时间内，吃得越多，需要消化的也就越多。然而能够被消化的食物是有限的，其他食物要么被排出体外，要么就以脂肪的形式储存在体内。因此，每次少吃一点，饿了再继续吃，这才是正确的饮食方式。

边看电影边吃零食

随着手机和电脑的普及，电影电视节目愈加丰富多彩，许多人的业余活动就变成了看综艺节目和看电影，并且在看节目的同时，还会吃一些糖果、膨化食品等零食。这种行为引起肥胖的可能性很大。一方面，由于较长时间静坐看电视时，其能量消耗远远小于户外活动；另一方面，吃零食还会增加能量的摄入。长此以往，很快就会引起肥胖。

糖和咖啡因摄入过多

经常食用含糖量过高的食物会提高我们身体的血糖水平，这会促使机体产生过多的胰岛素，而胰岛素对体内的新陈代谢有负面影响。这种负面影响表现为有更多的脂肪在体内储存，而且更加难以"燃烧"，造成更多的脂肪堆积。而咖啡因对我们身体的影响和糖的效果一样，同样会提高血糖水平，减慢脂肪"燃烧"的速度。因此，如果你真想减肥，还是远离糖和咖啡为妙，尽量不碰甜食最好。

生活压力过大

现如今房子是一天一个价，物价比你的工资涨得还快，很多有志青年都被房贷、车贷压弯了腰，沦为了房奴、车奴。压力过大可以说是现代人普遍遇到的状况。而长期处于高压的环境下，除了严重影响我们的睡眠质量外，很多人往往会选择以暴饮暴食或是饮酒的方式来释放压力，希望能够一醉解千愁。其实这是十分不理智的行为，这样做不但不会改变我们的生活现状，还会给肠胃带来极大的负担，进而导致脂肪的堆积，不仅会毁了我们的身材，还会毁了我们的健康。

缺乏运动

对于很多上班族而言，一天中绝大多数的时间是在久坐中度过的，由于这种情况非常容易导致身体摄入的热量大于消耗的热量，久而久之，肥胖自然就会黏上你，尤其是腰腹部脂肪的堆积。人们对汽车等代步工具的依赖，也是不难想象的，很多人每天的生活，基本上是从车库到车库。可以毫不夸张地说，一天一共走了几步路，只怕自己都数得出来。这种状态严重威胁我们的身体健康，所以能走路还是多走走，实在不想走，骑自行车也是好的。

作息时间不规律

有关肥胖的调查研究发现，肥胖者的作息时间往往是不规律的。大多数肥胖者喜欢晚上熬夜不睡觉，早上赖床不肯起。殊不知，睡眠减少会导致控制食欲的荷尔蒙分泌失调。另外，睡觉少的人更易疲劳，因此锻炼更少，吃得更多。健康的生活方式是科学安排作息时间，养成良好的生活习惯，从而避免肥胖的产生。

以上十种不良生活习惯是诱发肥胖的主要原因，不信的话，你可以观察一下你身边具有肥胖症状的亲友，他们大多具有以上一个甚至多个不良生活习惯。这种由不良生活习惯引起的肥胖完全在我们的可控范围之内，每一个渴望拥有健康身体的人都不应该出现此种状况。如果你不幸也具有其中一个或者多个不良习惯，奉劝你从此刻起改变自己的生活方式，及早养成健康的生活习惯，唯有如此，你才能拥有一个健康的身体，远离病痛的折磨。

 ## 大腹便便的男人，"120"都救不了你

男性和女性肥胖者虽然都是胖，但是储存脂肪的方式大不相同。女性的脂肪除了部分储存于腹部周围，更多的是储存于臀部和大腿之中。男性的脂肪大部分储存于腹部，这就造成了男人一到中年，往往大腹便便。这不仅让男人的形象大打折扣，也让男性的健康遭到了极大的威胁。

医生常说，腰围越粗寿命越短！腰围会影响到我们的健康。美国科研人员认为，男性腰围与臀围比值的最高限度应为0.85～0.9，就是腰要比屁股看起来细一些。如果照照镜子，男性的肚子比屁股还宽，那就肯定不健康了。

下面就让我们一起看看大腹便便有什么危害。

危害一：高脂血症

有医学研究表明，腹型肥胖者比普通人患高胆固醇血症、高甘油三酯血症的风险高数倍，并且常常出现低密度脂蛋白、极低密度脂蛋白异常升

高，而本该高的高密度脂蛋白反而降低。这就造成了大肚子的男人极易患高脂血症。

危害二：阳痿

肚子大可不光会影响形象，还会影响性生活。美国有关权威医学研究机构对1900余名肥胖男性进行了调查，结果显示，88%的测试者有不同程度的勃起功能障碍。而且，腰围越粗，得勃起功能障碍的概率越高。即使将年龄、吸烟、饮酒、高血压等多种危害因素考虑在内，腰围较大的男性还是比较容易出现勃起功能障碍问题。所以，肥胖不仅是自己的问题，还会影响到夫妻关系的和睦。

危害三：老得快，死得快

研究表明，腹部肥胖是加速衰老的主要因素之一，目前已证明有15种以上导致死亡的疾病与腹部肥胖有直接关系，其中包括冠心病、心肌梗死、脑栓塞、乳腺癌、肝肾衰竭等。挺着"啤酒肚"的男性得高血压的概率是正常男性的8倍以上，得冠心病的概率是常人的5倍以上，得糖尿病的概率是常人的7倍以上。脑溢血和脑梗死等疾病在"啤酒肚"男性中也十分常见。你说吓不吓人？

危害四：脂肪肝

大约有一半的肥胖者患有脂肪肝。肥胖者由于体内脂肪组织增加，体内脂肪酸和游离脂肪酸的释放增多，成了机体的主要能量供应物质，过多的脂肪酸大量进入肝脏合成为甘油三酯，于是形成脂肪肝。再者，肥胖人群偏好高热量饮食，也容易形成脂肪肝。

危害五：动脉粥样硬化及脑梗死

肥胖增加了血液中的脂肪含量，容易损害血管壁内皮细胞，而且血液中的胆固醇等成分在血管壁沉积增多，最终就会形成动脉粥样硬化。研究表明，在肥胖程度相等的情况下，腹型肥胖者脑梗死的发生率比臀部肥胖者高3～5倍。并且，与腰围正常者相比，腰粗者中风后的机体恢复能力也明显降低。所以大腹便便的男人更容易出现动脉粥样硬化和脑梗死等病症。

危害六：骨关节疾病

肥胖可能引起的骨关节疾病主要包括3种：骨性关节炎、糖尿病性骨关节病和痛风性骨关节病。其中发生最多、危害最多的是骨性关节炎。肥胖引起的骨性关节炎主要影响膝关节，其次可影响髋关节及手指关节等。想一想，需要拄拐杖才能走路的日子，躺在床上不能动的日子，是多么让人心惊胆战啊？

 ## 你为什么会挺着"将军肚"

不是将军却挺个"将军肚"，这种"冒牌"情况的危害可是相当大啊，所以要找找原因。

久坐不动，不锻炼身体

我国有关肥胖方面的专家经研究发现，男性坐着的时间与超重、肥胖的密切关系大大高于女性。男性坐着办公的时间越长，身体超重的可能性就越大，办公室工作已成为导致肥胖的一个因素。而越来越多的中年成功男士以车代步，缺乏运动或者干脆平日里就不做体育锻炼，也让男人的中段越来越"可观"，"将军肚"越挺越大。所以，坐着不动，一是"坐吃山空"，时间久了，好身体就没了。二是"坐以待毙"，说得难听一点，真是"坐着等死"啊。

睡眠不足，缺觉

如果人体缺乏睡眠，会降低一种调节身体脂肪蛋白质的水平，从而提高饥饿荷尔蒙的水平，增强了饥饿感，使人不得不吃。正常情况下，65%的热量会在我们身体休息时被消耗掉。因此，最好每天睡7~8个小时，如果能每晚在同一时间上床睡觉，早晨在相近的时间醒来，就可以最小程度地干扰荷尔蒙的水平。而越来越多的人习惯于熬夜，沉迷于绚烂的都市夜生活，导致睡眠严重不足，日复一日的不规律生活不断地干扰着荷尔蒙的水平，所以肚子才会在不知不觉中一天天变大。我常常跟我的患者说，睡眠是最好的补药，所以在这里劝大家要规律睡眠！

喝啤酒很爽口，肚子很难受

"将军肚"又被称为"啤酒肚"，这可不是空穴来风，无中生有。一瓶啤酒大约含有228千卡的热量，这么多的热量进入体内后会义无反顾地涌到身体中段。很多男人到了夏天喜欢啤酒，致使自己的"啤酒肚"越来越大。

此外，有啤酒肚的男人，也是糖尿病、高血压及大肠癌的高危人群。我有一次接诊了一个35岁的患者，他被查出来有糖尿病。这个患者说，自己家里从来不熬粥，夏天一家人喝啤酒，冬天喝白酒。这怎么能不生病呢？

小妙招助你早早赶走"啤酒肚"

男性平时一定要加强运动，同时要节制饮食，这样才能瘦下去。当然，我再给大家推荐一个妙招，那就是加强腹肌锻炼。腹腔壁的肌肉群包括膈肌、腹直肌、腹外斜肌、腹内斜肌、腹横肌、腰方肌和会阴肌。当这一系列腹肌群收缩或放松时，腹腔容积也随之缩小或扩大，经常使两臂在体前工作和活动，再加上呼吸、躯干及下肢运动的配合，就能使腹肌肌群经常处于紧张状态，并变得强健有力。有几个小运动实践效果很好，大家不妨一试。

一是随时双手抱肘，两腿并立，可以感觉一下，你的注意力马上会集中到腹部；二是凡能站着完成的事，最好站着完成，如等人、打电话、看报、穿鞋袜等，随时争取站立机会；三是踮脚尖走路，人在踮起脚尖的时候，身体会处于一种紧绷的状态，对"减腹"也非常有帮助。

大腹便便不仅有损广大男性朋友的形象，并且还严重危害着男性朋友的身体健康。身为读者的你如果不幸也是"将军肚"一员的话，还是尽早改善自己的生活方式以消灭"将军肚"的好，以免病痛来临，悔之晚矣。

 小儿肥胖、中年肥胖、老年肥胖的危害都很吓人

全球营养改善联盟发布的全球营养不良状况报告显示，中国有超过3亿人属于超重和肥胖人群，以年龄划分来看，从1980年至2013年，中国20岁以下女孩超重和肥胖的人数增长了211%，20岁以下男孩超重和肥胖的人数增长了233%。20岁以上女士超重和肥胖人数增长了111%，20岁以上男士肥胖和超重人士增长了195%。由此可见，肥胖已经成了我们国家的普遍现象，谁的家族里没几个胖人，谁的周围没几个胖人。肥胖已经深深扎根于我们周围人群的各个年龄段，给各个年龄段的人群带去困扰和病痛的折磨。

宝妈们，上心了！小儿肥胖很可怕

在我国传统观念里，尤其是一些上了岁数的老年人常常认为，小孩胖些没有什么，甚至于还有一部分人认为胖是健康，很骄傲。其实这是非常错误的观点，小儿肥胖的危害非常大。

成人时易出现高血压等疾病　儿童时期的肥胖会成为成人期肥胖、高血压、冠心病、糖尿病等疾病的诱发因素，所以，它们就像是一颗埋在身体里的炸弹，非常危险。

导致脂肪肝、性发育障碍、不孕不育等　有医学研究发现，40%的肥胖儿并发有脂代谢异常，很多肥胖儿已出现了脂肪肝。肥胖会引起儿童性发育异常，部分儿童会因肥胖导致性发育障碍，男孩出现隐睾、乳房膨大等性器官和性征发育障碍；女孩则出现性早熟或月经异常，导致其成年后的性功能障碍和生殖无能。

爱生病，感冒发烧很常见　肥胖儿童身体抵抗力下降，容易得消化道及呼吸道疾病。

学习差，影响智力发育　咱们经常看到一些小胖子头圆圆的，身体圆圆的，跟球一样。这类孩子看起来不机灵，不聪明。事实确实如此，肥胖可以影响儿童的头型发育，使孩子的智力出现愚蠢型倾向。过度肥胖还会导致呼吸系统功能下降，血液中二氧化碳浓度升高，大脑皮层缺氧，儿童学习时注意力不易集中，影响智力发育。孩子胖，容易被同学嘲笑；学习差，容易被老师斥责。时间久了，身心都受到影响，孩子自我评价低、自卑、孤僻、不合群，比正常体重儿有更多的焦虑感，幸福和满足感差。

小孩子什么程度的体重才算是小儿肥胖？这在医学上是有标准的，小儿肥胖症指体内脂肪积聚过多，体重超过按身长计算的平均标准体重20%者。超过20%～29%为轻度肥胖，超过30%～49%为中度肥胖，超过50%为重度肥胖。这点家长一定要注意。

肥胖也是一种中年危机

中年时期发生肥胖的人大多是过食性肥胖，所以合理控制饮食是十分重要的。虽然饮食营养过剩是形成肥胖的主要原因之一，但其必须与体能消耗的减少相结合，才会引起发胖。

我常常说，时刻保持体态均匀是中年人必不可少的意识之一。若是任由自己肥胖的体形发展下去就有可能诱发高血压病、动脉粥样硬化、心肌梗死、糖尿病等各种疾病。

有研究资料表明，在中年阶段体重出现超重或进入肥胖行列的人，65岁以后死于心脏病的危险性较体重正常者要高出42%，死于糖尿病的危险性是体重正常者的11倍。所以，虽然平时看到某个人变胖了，会开玩笑说是"发福"了，但是这"福"里包藏的却是"祸"。

老年人肥胖更是不得了，一定要千万注意

肥胖的老年人很容易患高血压，患病率为正常人的3倍。随着肥胖程度的增加，其患病率进一步增加，同时伴有高脂血症。老年肥胖所带来的高脂血症会使动脉硬化进一步加重，在其他一些因素的作用下，还特别容易诱发冠心病。并且，长期持续性肥胖，其糖尿病的发生概率明显增加。有医学统计表明，糖尿病在正常人群中的发生率为0.7%；体重超过正常20%者，糖尿病的发生率为2%；超重50%的话，糖尿病的发生率就会猛

增到10%。而且肥胖的人免疫力低下，常易发生细菌性和病毒性感染，一旦发生，恢复相当慢。所以，老年人一定要注意减肥，不要太胖。

在这里我给老年人推荐的减肥方法很简单，就是走路。老年人要适当运动，运动越多的老人，死亡风险越低。坚持每天散步15分钟。饭后百步走，活到九十九。这不是俏皮话，是至理名言！

最后再强调一下吧，小儿肥胖有"危险"，中年肥胖有"风险"，老年肥胖就是有"凶险"了。不要拿肥胖不当回事。

 ## 吃不对就胖，吃对了会瘦

中医认为肥胖是一种病，是你体内出现了问题，而这种肥胖是从个人体形、个人感觉就能判断出的一种肥胖。在这里给大家讲讲引起肥胖的"毒"！这种"毒素"沉积在不同的地方就会有不同的病理表现，例如沉积在血管壁就是高血脂，沉积在皮肤表面就是肥胖，沉积在肝脏就是脂肪肝……

所以我在门诊上根据具体辨证，常将肥胖具体分为五大证型，分别是脾虚湿阻型、脾肾两虚型、胃热湿阻型、气滞血瘀型和肾阴虚型。我在给患者进行中药调理的同时，还会给他们推荐常吃的食物、药膳，大多数人反响非常好。

脾虚湿阻型

这类肥胖者大多食欲一般，容易疲倦无力，肌肉松软，四肢浮肿，尿不通，易腹泻，手脚无力，不喜欢运动，吃完饭浑身发软想躺下，嘴里发黏，早晨起来时眼睛浮肿。我对这类人的治疗原则就是健脾化湿。平日要多吃赤小豆、绿豆、扁豆、蚕豆、豌豆、黄豆芽、绿豆芽、玉米、黄瓜、黄瓜皮、冬瓜、冬瓜皮、西瓜、西瓜皮、白菜、鲤鱼等食物，更有利于减肥。

推荐食疗方是赤小豆鲤鱼汤和冬瓜瓤汤。

【赤小豆鲤鱼汤】

食材：赤小豆100克，鲤鱼250克，蒜头、陈皮、姜片、盐少许。

制作方法：①将赤小豆和鲤鱼洗净，一块放在瓷罐内；②在罐内加水500毫升，并加入适量蒜头、陈皮、姜片、盐，用武火隔水炖烂。

功效用法：每日1剂，7日为1个疗程。赤小豆鲤鱼汤健脾益肾，利尿消肿。赤小豆性平，味甘、酸，入心、小肠经，清热利水，散血消肿，主治水肿、腹部胀满、脚气浮肿、小便不利，并能通乳汁，为利下身水湿之良药。

【冬瓜瓤汤】

食材：新鲜冬瓜瓤1个。

制作方法：①将新鲜冬瓜瓤切开，去籽，晒干；②取干的冬瓜瓤加水500毫升，煎汤。

功效用法：每日将汤代茶饮。冬瓜瓤具有清热、止渴、利水、消肿的功效。湿祛肿消，人自然就瘦了。

脾肾两虚型

这类肥胖者临床多表现为疲乏无力，少气懒言，形体肥胖，虚浮肿胀，动而喘息，头晕畏寒，大便溏薄或食少纳差，腰膝冷痛，五更泄泻，男性阳痿，脉沉细，舌质淡，苔薄白。我治疗这类患者主要是温阳化气利水，会推荐他们多吃枸杞子、羊乳、豇豆、刀豆、牛乳、羊瘦肉、雀肉、核桃仁等食物。

推荐食疗方是山药羊乳羹、人参核桃汤和胡椒羊肉汤。

【山药羊乳羹】

食材：山药60克，新鲜羊乳500毫升，白砂糖或蜂蜜适量。

制作方法：①将山药在锅中炒至微黄，碾为细末；②将羊乳烧沸，加入山药末和白砂糖，搅匀即成。

功效用法：佐餐食用，每日1次。此羹具有益气养阴、补肾健脾之功效。

【人参核桃汤】

食材：人参5克，核桃30克，姜5克，大枣3枚。

制作方法：将上述材料放入瓦罐中加500毫升水煎半个小时。

功效用法：喝汤吃参。本方健脾养肾。

【胡椒羊肉汤】

食材：羊肉150克，胡椒10克，陈皮6克，生姜15克。

制作方法：①将羊肉洗净切块，起锅爆香；②把胡椒、陈皮、生姜洗净，与羊肉一齐放入锅内，加清水适量，武火煮沸后，文火煮1～2小时，调味食用。

功效用法：食肉喝汤。本汤温中助阳，养胃散寒，健脾养肾。

这类人应多补肾阳，阳气足了，人爱活动了，爱说话了，自然就瘦下去了。

胃热湿阻型

这类肥胖者临床表现为形体肥胖，大便秘结，好食肥甘或消谷善饥，口臭口干，舌质红，舌苔黄腻，脉滑数。我发现这个症型的肥胖者多为体壮的中青年，其治疗原则是清热，化湿，通腑。我推荐他们多吃芹菜、莴苣、白菜、圆白菜、竹笋、苦瓜、马齿苋、荸荠、鸭梨、莼菜、莲藕等食物。

推荐食疗是五汁饮、鸡蛋炒马齿苋、猪肉炒苦瓜。

【五汁饮】

食材：梨50克，荸荠50克，鲜藕50克，麦冬40克，鲜芦根50克。

制作方法：①将上述五种材料分别榨汁；②将5种汁放入锅内，加水适量，置大火上烧沸，改小火煮30分钟即可。

功效用法：每日饮用即可。本方甘寒清热，生津止渴。

【鸡蛋炒马齿苋】

原料：马齿苋200克，鸡蛋2个，调味品若干。

制作方法：①马齿苋摘嫩叶去秆；②加盐和2个鸡蛋。鸡蛋最好用土鸡蛋，所谓土鸡蛋就是吃粮食、野菜和虫子长大的鸡下的蛋；③把蛋液搅拌均匀；④在大铁锅里热油，将蛋液倒入，两面煎焦黄。

功效用法：作为正常菜肴食用。马齿苋具有清热利湿、解毒消肿、消炎、止渴、利尿的作用。

【猪肉炒苦瓜】

原料：新鲜苦瓜500克，猪瘦肉250克，食盐适量，生抽适量，调和油若干，白糖适量。

制作方法：①苦瓜清洗干净，切片。放一点盐，腌制一下。再用清水洗干净，这样子苦瓜就没有那么苦了；②切肉，切成薄的片状即可；③把肥肉放锅里面爆一下，这样子猪油就会非常香。肥肉爆好油了，就放瘦肉进去炒，炒后放盐，把肉盛出来，备用；④下苦瓜翻炒一下，放盐；⑤待苦瓜差不多熟了，就下刚刚炒好的猪肉，翻炒一下，这个时候怕苦的朋友就可以放一点糖，再放一点生抽，就可以出锅了。

功效用法：作为正常菜肴食用。本方清热解毒。

气滞血瘀型

这种类型的人，心情一烦躁就会出现食欲旺盛、头痛、眼睛充血等症状。有些女孩子压力大、心情烦躁的时候，就猛吃甜食，常郁闷叹气，失眠多梦，紧张烦躁，经常觉得疲倦，月经失调。这类人的治则是疏肝理气，活血化瘀。我还会推荐他们多吃高粱米、刀豆、白萝卜、香橼、橙子、橘皮、橘子、山楂、茄子、茴香、茉莉花、醋等。

推荐食疗方是三花减肥茶。

【三花减肥茶】

原料：玫瑰花、茉莉花、百合、桑叶、荷叶等各5克。

制作方法：餐后30分钟，取以上材料各5克，用200毫升左右的沸水冲泡。

功效用法：冲泡5~10分钟后趁热饮用；饮用本品后1小时内不喝其他饮品，少吃生冷食品。每日1~3次，视个人情况调节次数和用量。

由于这类人群以女性居多，用了这个方子，他们的肝气不郁结了，心情好了，气顺了，整个人会变得神采奕奕，走路昂首挺胸，同样也会瘦下来。

肾阴虚型

这类人临床表现为形体肥胖，五心烦热，腰膝酸软，头昏头痛，舌红少苔，脉细数或细弦。这种类型的人在临床上相对要少见一些，但仍不容忽视。我对这类人的治则是滋阴补肾，推荐他们多食用黑豆、桑椹、银耳、黑木耳、甲鱼、猪瘦肉、海蜇、黑芝麻、鸭肉、鸭蛋、海参、猪肾等滋阴补肾的食物。

推荐食疗方是黑豆猪肉粥、香菇烧海参。

【黑豆猪肉粥】

材料：大米100克，黑豆20克，猪瘦肉30克，皮蛋1个，盐3克，味精2克，胡椒粉、香油、葱花各适量。

脂肪太多，怎能不得心脑血管疾病

制作方法：①将大米、黑豆洗净，放入清水中浸泡，猪瘦肉切片，皮蛋去壳，洗净切丁；②将锅置火上，注入清水，放入大米、黑豆煮至五成熟；③再放入猪肉、皮蛋煮至粥将成，加盐、味精、胡椒粉、香油调匀，撒上葱花即可。

功效用法：每天使用一次即可。该粥具有滋阴补肾的功能。

【香菇烧海参】

原料：海参40克，香菇30克，葱、姜各5克。

制作方法：①将海参用旺而不烈的火燎至外皮焦枯，发脆，用刀刮去焦黑的一层，见到深褐色为止，然后放凉水中浸泡2天，待参体回软后，再行煮发。首次煮发5分钟左右，开肚掏出肠肚和杂质，用清水洗漂干净，软硬分开，软的泡清水中，硬的继续煮发，反复多次，直到全部煮发软为止。照此漂洗浸泡4～5小时即可使用。②用刀将海参切成一字条，把大葱、香菇洗净切成小块。③将油放入锅中烧热，投入葱、姜，待炒出葱香味后加入香菇、海参，快速翻炒后，加入开水200毫升，小火煨30分钟。

功效用法：吃肉喝汤。中医学认海参味咸性温，入心、肾、脾、肝四经，有补肾益精、养血润燥之功效。

再跟大家强调一下，肥胖的出现就是为了提醒你，你的身体出现问题了，要注意及时调整生活状态，阻止病情进一步发展。若你还不引以为戒，最终导致病情加重，等待你的只有自食其果。

我这么胖，已经有"三高"了，还有得治吗

英国帝国理工学院的一项研究发现，全球成人肥胖者人数已超过体

重过轻者。而且最近40年来，肥胖人数呈迅速增加的趋势：从1975年的1.05亿增加到2014年的6.41亿。这就意味着，目前在全球将近73亿人口当中，有6亿多人肥胖。而在这些肥胖者中有相当大的一部分人，还处于肥胖并发症的病痛折磨中，其中绝大多数身兼"三高"症状。

什么是"三高"？"三高"都有哪些危害

我们通常所说的"三高"指高血压、高血糖（糖尿病）和高脂血症。它们是现代社会所派生出来的"富贵病"。这三种病可单独存在，也可相互关联。也就是说，有些人可能单纯有高血压，但是有些人既有高血压，还有糖尿病、高脂血症。

还有更可怕的，患了一种病，患另外两种病的风险会更大。比如说，糖尿病患者很容易同时患上高血压或高脂血症，而高血脂又是动脉硬化形成和发展的主要因素，动脉硬化患者血管弹性差会加剧血压升高。所以，通常情况下出现这三种疾患中的任何一种，后期都易形成"三高"。

高血压　多种因素都可以引起血压升高，比如肥胖、动脉硬化以及患有肾脏疾病等。早期高血压患者会出现头痛、头晕、耳鸣、心悸、眼花、注意力不集中、记忆力减退、手脚麻木、疲乏无力、易烦躁等症状，这些症状多为高级神经功能失调所致，其轻重与血压升高程度可不一致，而后期血压常维持在较高水平，这时候容易导致脑、心、肾等器官受损。

高血糖　当血糖值高过规定的水平时就会形成高血糖症。最常见的高血糖症是糖尿病，这是一种慢性、终生性疾病，是一种严重危害人体健康的常见病。这种病会引起多种并发症，严重时可以引起全身性疾病，使人致残、致盲，甚至致死。

高脂血症　如果血脂过高，容易造成"血稠"，在血管壁上沉积，逐渐形成动脉粥样硬化，逐渐堵塞血管，使血流变慢，严重时血流会中断。

这种情况如果发生在心脏，就会引起冠心病；发生在脑部，就会出现脑中风；如果堵塞眼底血管，将导致视力下降、失明；如果发生在肾脏，就会引起肾动脉硬化、肾衰竭；如果发生在下肢，就会出现肢体坏死、溃烂等。此外，高血脂可引发高血压，诱发胆结石、胰腺炎，加重肝炎、老年痴呆等。

得了"三高"怎么办

"三高"是可以预防和消除的，及早发现和早期诊断非常重要。如果你已经进入中年或者你身体较为肥胖，那么定期到医院验血将是明智的选择。或许检查结果会给你带来惊喜，所有检验结果都正常；或许检查结果显示你已患有"一高""二高"或者"三高"。即便如此，你也不要过分地担心，反而应为及早发现了疾病而感到高兴，因为"三高"有很多有效的防治办法。

高血压可以通过保持心情舒畅、规律的生活、合理饮食、积极参加体育运动来防治。人在情绪波动，出现大喜大悲时，交感神经就会兴奋，使心跳加快，外周血管阻力增加，舒张压明显上升，如此反复，血压升高便会引起高血压病。生活规律也对预防高血压非常重要，做到劳逸结合，每天保持充足的睡眠，白天要有 1～2 小时的活动时间。另外还应多吃水果、蔬菜和谷物等，以免引起肥胖。严格控制食盐的用量，每天以 4～6 克为宜。而适当的运动锻炼能舒筋活络，畅通气血。患有高血脂的人们务必要限制摄入富含脂肪、胆固醇的食物，选用低脂食物（植物油、酸牛奶等），增加维生素的摄入量（水果、蔬菜、面包和谷类食物等），并且要控制饮酒和戒烟。高血糖患者的主食一般应以米、面为主，更应该多吃粗杂粮，如燕麦、麦片、玉米面等，因为这些食物中有较多的无机盐、维生素，富含膳食纤维，膳食纤维具有降低血糖的作用，能帮助人体更好地控制血糖。

得了"三高"不可怕，可怕的是你得了"三高"仍不引以为戒，依旧我行我素，毫不重视，任由病情进一步恶化，这才是最可怕的事情。若你在得知自己存在"三高"症状后就开始调理饮食，改善生活习惯，那么"三高"也就没什么可怕的了，反而病情会得到控制、改善，甚至于自愈也不是没有可能的。

 ## 丰乳肥臀的女人好不好

丰乳肥臀的女人到底好不好？若只是身材饱满，还是挺不错的，毕竟每个女人都渴望拥有一个魔鬼身材。但若是身上赘肉横生、水桶腰、大象腿，虽然也可以称得上是丰乳肥臀，但此时就会给广大的女性朋友带来极大的心理负担和健康隐患。有调查资料称中国女性不爱锻炼，统计数据表明中国女性比以往任何时候都更胖，今天的中国女性平均身高约1.55米，平均体重约57千克，比10年前增加了1.7千克。这可是很令人担忧的现象，因为肥胖的女人往往身体健康状况堪忧，肥胖对女人的危害极大。

肥胖女孩易"早熟"

美国有研究人员曾对包括黑人、白人、西班牙裔和亚裔的7000名美国女孩进行调查研究，统计数据显示，黑人女孩和西班牙裔女孩的青春期开始年龄明显早于白人和亚裔女孩，同时超重的发生率也较高。黑人女孩与白人女孩相比，月经初潮发生在11岁之前的可能性高55%，而西班牙裔女孩要比白人女孩高74%。亚裔女孩发生早熟的可能性最小，她们与白人女孩相比，在14岁或14岁以上进入青春期的可能性高67%。这种早熟的现象与女孩的体重有十分密切的联系。数据显示月经初潮在11岁之前的女孩中有40%超重，而在11岁之后月经初潮的女孩中超重的比例是25%。研究证实，5～7岁时超重的女孩进入青春期的年龄比体重正常的女孩要早。然而青春期的提前会增加雌激素对她们的影响，这会使她们罹患乳腺癌和卵巢癌的风险增加。

肥胖女性易引起月经异常和不孕

月经异常包括月经失调和闭经，临床观察发现，肥胖妇女常伴有月经失调，表现为月经量逐渐减少直至闭经。此种情况若发生在青少年女性身上，会同时出现皮肤粗糙、痤疮、多毛、双侧卵巢呈多囊性增大等症状，称之为"多囊卵巢综合征"。当月经异常后，卵巢就会出现不排卵或排卵延期等排卵障碍，这些都是造成肥胖女性不易受孕的主要原因。另外肥胖女性并发内分泌紊乱和甲状腺功能低下后，也会造成排卵障碍和不易受孕。

医学研究发现，肥胖者体内脂肪细胞的个头和数量都远远超过正常人，脂肪细胞的作用不仅仅是储存脂肪，还具有一定的内分泌功能。脂肪细胞能生成某些激素，也可以成为接受某些激素的靶细胞。脂肪细胞的增大扰乱了激素平衡系统，而腹型肥胖者的激素水平改变更大。这都会导致女性月经失常和排卵异常等现象，进而造成不易受孕等生殖功能障碍。并且过度肥胖和超重的女性即使成功怀孕，怀孕期间和生产时也容易出现异常状况。而且过胖的妇女怀孕后若是想进行剖腹生产，也会因为腹部脂肪太厚，增大其剖腹时麻醉的风险。

肥胖女性易患乳腺癌、卵巢癌和子宫内膜癌

肥胖是诱发乳腺癌的一大重要因素。女性癌症的发生与雌激素有关。

女性体内的雌激素除了通过卵巢分泌以外，脂肪组织也可以生成雌激素。女性肥胖以后，脂肪组织增多，雌激素生成也增多，因此患乳腺癌、卵巢癌和子宫内膜癌的概率也就越大。尤其是更年期后的肥胖女性更是这样。从乳腺癌的发生角度看，超重或肥胖尤其是绝经后超重或肥胖妇女，患乳腺癌的危险性明显高于体重正常的妇女；从乳腺癌的发展角度看，患乳腺癌的肥胖妇女更容易发生腋下淋巴结转移，术后复发率也高于非肥胖者；从乳腺癌的预后角度看，乳腺癌中肥胖女性的死亡率要明显高于体重正常的女性。另外肥胖妇女应经常检测血压，查血糖及尿糖，因为肥胖者同时伴有糖尿病、高血压是患子宫内膜癌一个极危险的信号。

孕妇肥胖很要命

孕期肥胖对孕妇和胎儿的身体健康都会造成不良影响。怀孕后，伴随着胎儿的一点点长大，孕妇的体重也会不断增加。所以孕妇体重在怀孕期间出现增长现象是十分正常的，但要有一定限度，若过度增长，就会导致孕妇肥胖。与一般孕妇相比，肥胖孕妇的难产发生率较高。一是因为身体脂肪的蓄积，肌肉组织弹性减弱，在分娩时子宫收缩乏力；二是肥胖孕妇的胎儿个头也比较大，个头越大，自然分娩时的困难和危险也越高。并且怀孕期间体重增长过快，孕妇患妊娠糖尿病的危险也会明显增加，还容易引起高血压；另外还会增加早产儿、巨大儿、新生儿死亡的发生概率。

肥胖的女性骨关节差

一般情况下，女性的肌肉力量就远不如男性的肌肉力量，而女性一旦肥胖后，沉重的身体就会大大增加脊柱和下肢的负担，导致我们的关节更容易劳损，长时间过负荷的动作，就会导致关节炎的发生。所以肥胖女性往往也更容易发生膝关节、髋关节、足部关节病变以及颈椎病、腰椎间盘突出等折磨人的疾病。

肥胖——女性的皮肤杀手

肥胖女性常常容易患间擦疹，多发于头部、腋窝、阴部及股间等皮肤褶皱处，造成红色发痒的湿疹。并且肥胖的女人还会在腰部、大腿等处出现妊娠纹样的线纹，称为肥胖纹，是由于真皮组织迅速生长时断裂所产生。

肥胖对女性身体的危害还有很多，这里就不一一赘述了，并且过度肥胖还会影响女性的心理健康，会降低女性的自信心以及社交能力。若是觉得自己的身体已经有些肥胖了，请赶快加入减肥的行列吧！

第三章

失眠不只是睡不好，还会减寿

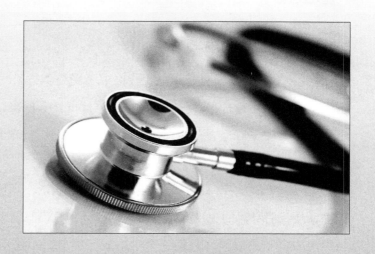

失眠的危害一定要知道

当夜深人静的时候，我们本应进入甜蜜的梦乡，在睡梦中让我们身体的五脏六腑、四肢百骸得到充足的休养。充足的睡眠、均衡的饮食和适当的运动，是国际社会公认的三项健康标准。但是，失眠现在成了一个世界性的难题，每晚都有无数的人躺在床上辗转难眠。为了唤起大家对睡眠重要性的认知，国际精神卫生和神经科学基金会主办的全球睡眠和健康计划发起了一项全球性的活动，设立了"世界睡眠日"。

失眠就像是漏了气的气球一样，正在破坏着身体的免疫系统，让生命快速地流逝。

长期失眠让人弱不禁风

"免疫"一词最早见于中国明代医书《免疫类方》，指"免除疫疬"，也就是防治传染病的意思。免疫力指机体抵抗外来侵袭，维护体内环境稳定性的能力。失眠会慢慢催毁我们的免疫力，让人变得弱不禁风，经常生病。

空气中充满了各种各样的微生物：细菌、病毒、真菌、支原体、衣原体等，当我们身体的免疫力足够强大的时候，它们只能望而却步。但是，当免疫力低下的时候，它们一个个就成了猛兽，不停地进犯着我们的身体，直到出现各种各样的症状，产生各种各样的疾病。

美国佛罗里达大学的免疫学家贝里·达比教授研究小组曾对睡眠与人体免疫力的关系做了一系列的研究。经研究得出的结论是睡眠除了可以消除疲劳，使人产生新的活力外，还与提高免疫力、抵抗疾病的能力有密切关系。良好的睡眠可使体内的两种淋巴细胞数量明显上升。睡眠时，我们人体会产生一种被称为胞壁酸的睡眠因子，此因子可促使机体内白细胞增多，巨噬细胞活跃，肝脏解毒功能增强，从而将侵入体内的细菌和病毒消灭。而睡眠不足时，我们机体的这一功能就会减退。

中医也讲"阳入于阴则寐"，如果身体的阳气不足，阳不入阴，自然无法进入睡眠。阳气不足，身体自然容易生病。

长期失眠会损伤大脑

大脑是人体进行思维活动最精密的器官。充足的睡眠能够保证人的大脑思维清晰，反应敏捷。如果长期睡眠不足，大脑得不到充分的休息，就容易使脑细胞缺血缺氧，加速脑细胞的死亡，导致人精神恍惚，整天迷糊，无精打采，反应迟钝，记忆力减退，严重影响大脑的创造性思维，导致工作、学习效率下降。严重的会发生精神分裂和抑郁症、焦虑症、自主神经功能紊乱等功能性疾病。

长期失眠严重影响心理健康

长期失眠的人会变得多疑、敏感、易怒以及缺乏相当的自信，这些势必影响其在家庭和工作中各方面的人际关系，从而产生孤独感、挫败感。

长期失眠可诱发老年痴呆

有医学研究资料显示，除了一些遗传因素或其他代谢因素之外，失眠对老年痴呆症，尤其是早期的老年痴呆症有着较为直接的影响作用。试想一下，当一个人患了老年痴呆症以后，再也不认识自己的丈夫、妻子、子女，感情变得淡漠，生活也不能自理，那将是多么的痛苦！

常期失眠可诱发心脏病

睡眠问题会增加高血压或炎症概率，进而导致冠心病。曾经有项调查研究发现，与没有睡眠问题的人相比，几乎每天都睡不好觉的人患心脏病的危险增加45%，入睡困难的人患心脏病的危险增加30%，睡醒后感觉身体没有恢复的人患心脏病的危险增加27%。虽然目前医学尚未能找到失眠诱发心脏病的具体途径，但失眠与心脏病之间存在着密切联系这点已是毋庸置疑的了。

女人失眠皮肤差

我们经常会听到身边的人尤其是女性说"我要去睡个美容觉"。这其实是有科学依据的，当我们在夜间睡觉的时候，皮肤就会得到充分放松和透气，可以使身体大部分的血液回到皮肤层中，给皮肤带来足够的营养，加快皮肤的新陈代谢，延缓皮肤的衰老。相反的，如果一个年龄不大，却显得很苍老或憔悴的人，他的睡眠质量一定不好。另外，如果睡不好的话，还会出现黑眼圈、眼袋等。

男人失眠易败性

睡眠质量与性能力关系十分密切。一般情况下睡眠分为两种模式，一种称为非速波睡眠型（一般指深睡眠，约1个半小时），另一种为速波睡眠型（又称为急速动眼期，此阶段经常做梦，始于深睡眠后，持续约30分钟），男性于此速波睡眠现象中会有勃起现象发生。也就是说，非速波睡眠型1个半小时，速波型为半个小时，两型共计2个小时的睡眠模式，重复4次，即为一夜的睡眠状态，男性于一夜间，阴茎会在无意识下勃起4次。清晨时男性有无勃起与速波睡眠有深刻关系。过去认为清晨勃起的原因是膀胱充满尿液而刺激了阴茎。事实上，现在已被证实速波睡眠为其勃起之原动力。所以，失眠对男性性功能的影响是非常复杂的，随着量变的积累，往往会导致严重的质变——由偶然性转变为永久性，成为器质性阳痿。

老人失眠可折寿

睡眠时间跟寿命有着直接关系。每晚平均睡眠少于4小时者，有80%是短寿的。长期失眠会使人体加速衰老。长期的失眠会导致人体内正常的内分泌水平发生失调，生物钟发生紊乱，使人体出现加速衰老的现象。男人长期失眠会出现精神疲惫，肾虚体弱，性功能严重下降。女人长期失眠会导致更年期提早到来，皮肤灰暗，色斑、皱纹增多，身体特别是卵巢功能显著衰退。

失眠对我们的危害是如此之大，那我们每天要睡多久才正常呢？医学研究表明，60岁以上的老人应在每晚12点前睡觉，晚上睡眠的时间有7小时，甚至5.5小时就够了；成年男性平均需要6.49小时睡眠时间，女性需要7.5小时左右，并应保证晚上10点到第二天早晨5点的"优质睡眠时间"；13～29岁青年人，每天睡8小时左右就够了；4～10岁的儿童每天睡12个小时是必要的。希望大家都能保证正常的睡眠，让失眠远离我们。

 ## 睡不着的六大诱因

随着现代社会的快速发展，人们的生活压力也越来越大，所以每天下班之后是一天之中最放松的时间，好好地休息一下是绝大多数人所期望的事情。躺在床上美美地睡上一觉，不仅可以缓解身体上的疲劳，还可以抚平我们一天中烦躁的心情。

正所谓"睡一觉什么都忘记了",第二天醒来又是元气满满的一天。然而,失眠的人却难有此福。究竟是什么原因造成他们难以入眠呢?

环境变了睡不着

睡眠环境的突然改变会引起突然的失眠症状。对大部分人来说,总是在熟悉的环境和用惯了的卧具中更容易进入睡眠状态,环境的更换或是卧具的更换,是导致失眠的原因。在生活中,我们经常遇到这么一群人,他们睡觉认床,这并不是因为他们很娇气。我是个医生,经常要去参加一些学术会,所以常跟一些同事、同行在宾馆里住一个房间。我就经常遇到一些人,到了晚上,在床上翻来覆去,怎么都睡不着。

另外,居住环境嘈杂、住房拥挤、卧具不舒适、空气污染或者突然改变睡眠的环境,噪声、强光的刺激,气温过冷或者过热,以及蚊虫的侵扰都会影响睡眠而出现失眠。生活中还有那么一群人,对睡觉环境要求特别严格,他们睡觉的环境不能有一丁点声音。我曾遇到过这么一个患者,他家里所有的表都是电子表,他睡觉时不能听见机械表转动时秒针发出的声音,听到就睡不着。

行为不当难成眠

不良的生活习惯,如睡前饮茶、咖啡,吸烟等,经常日夜倒班工作,经常出差以及长期夜间作业等,都可以使睡眠规律改变而引发失眠。此外,生活无规律,入睡无定时,过度娱乐以及跨时区的时差反应等,也会引起体内生物钟节奏的变化而出现失眠。

另外,饮食过饥过饱、疲劳兴奋等也会让人睡不着。都说一日之计在于晨,但是现在对于很多人来说,却成了"一日之计在于夜",深夜来临才是他们最幸福的时刻。在晚上，很多人会选择进行一些聚餐、唱歌、打牌、打电子游戏等活动，长此以往，一到晚上就睡不着了。

还有一个是我在门诊上发现的问题，那就是儿童失眠，大多跟父母不科学地强迫儿童就寝有关，使儿童应就寝时故意拖延或拒绝上床，引起入睡延迟。很多父母采取训斥、威吓或殴打等强制措施，想让孩子较快入睡，这其实是强制入睡性睡眠障碍。有些入睡需要不恰当条件或环境诱导的情况，会直接影响睡眠。如6个月以上婴儿或儿童入睡时需喂奶或吸吮奶嘴、拍背或摇动，成人入睡时需开着电视机、收音机或电灯，否则会入睡困难，醒来后这些条件不复存在则再次出现入睡困难。每年开学季，经常有一些新住校的学生来就诊，说关着灯睡不着觉，开着灯又会影响整个宿舍的人休息。根本原因就在于此。

身体病痛难入睡

在这里提醒大家，有很多失眠症是由别的疾病引起的，这点千万要注意。失眠往往是一种表象，其背后隐藏着其他疾病。比如说，白天过度劳累，到了晚上出现全身酸痛无力，就会造成失眠。另外，神经衰弱、精神分裂症、睡眠呼吸暂停综合征、情感性疾病、肺源性心脏病、过敏性疾病、不安腿综合征（患者睡眠时会感到双腿有虫爬感）、中枢神经系统疾病、围绝经期综合征、甲状腺功能亢进、高血压病、膀胱炎、女性生殖系统疾病、冠心病、营养不良、糖尿病等都会导致失眠。

试想一下，如果把一只小兔子放在老虎的身边，小兔子能安然入睡吗？把这些原发病治好，把小兔子身边的老虎赶走，自然就会睡得安稳了。

心理不安卧难眠

心理因素是失眠最常见的原因。由于工作、生活的重重压力，经常导致人们躺在床上了还不由自主地在脑海中重复着白天所面对的各种烦恼和难题，越是这样，就越让精神紧张，得不到放松，自然而然会发生失眠的症状。紧张、思虑、悲喜、持续强烈的精神创伤等都是引起失眠的常见病因。还有一部分患者由于过分地关注自身睡眠问题反而不能保证正常的睡眠，会产生躯体紧张和习惯性阻睡联想，后者在发病中起主导作用，这两种因素互为强化，干扰睡眠，时间越长，患者关注程度就越强。有些时候，若是我们不那么紧张自己的睡眠状况，反而更有利于睡眠。

我曾接诊过这样一个失眠患者，他的情况实在是让人哭笑不得。据他所说，他本来并没有失眠的经历，只是身边有很多睡眠质量不怎么好的朋友，朋友告诉他睡眠质量对一个人极其重要。于是他就对自己的睡眠质量产生了好奇，就下载了一个检测睡眠质量的软件。"悲剧"就从这里开始了，自从下了这个软件之后，他再也没睡好过一个觉，把软件卸载了也没用，于是就来医院就诊。后来经过我的心理疏导，他不再那么紧张自己的睡眠，慢慢地就康复了，治疗期间并没有用药物介入。

越老越易失眠

不同年龄段的人对睡眠时间的需求程度是不一样的，一般情况下，年纪越小，对睡眠的需求越大。新生儿因为需要长身体，每天对睡眠时间的需求高达20个小时，而老年人每天睡五六个小时就足够了。所以失眠与年龄密切相关，年龄越大越容易失眠，老年人进入睡眠的时间往往较长，加上夜尿多、睡眠浅、易醒等原因，老年人失眠的发生率比年轻人要高得多。

药物——某些失眠的元凶！

有些失眠纯粹是由药物引起的，即药物性失眠。能引起失眠的药物有很多，常见的有平喘药、利尿药、强心药、安定药、降压药、对胃有刺激的药物以及中枢兴奋药（如苯丙胺、利他林等）。药物使用不当，滥用酒精或麻醉品也会引发失眠。除此之外，长期服用安眠药的人一旦突然戒断也会出现戒断症状，如睡眠浅、噩梦多等。所以为了拥有一个健康的睡眠，平时用药也应极其谨慎。

可造成睡眠不足的因素当然还有不少，我就不一一列举了，以上列举出来的都是极其常见的情况，若你也有失眠的话，相信你应该很容易在上面找到自己失眠的原因。若是你目前还没有失眠症状的话，也希望你能够引以为戒，革除不良的生活习惯，远离那些能够引起失眠的因素。

 ## 为什么会专门设立一个"世界睡眠日"

如今，在我们的生活中充斥着各式各样的节日，除却春节、元宵节、清明节、劳动节、国庆节等一系列传统节日和法定节日外，还有很多比较特别的不为人了解的日子，世界睡眠日就是其中的一个。

世界睡眠日在哪一天

世界睡眠日是21世纪的产物，在以前并没有这个节日。其主要原因是进入21世纪后，随着人们物质生活条件的提高，人们的健康意识得到了空前的提高，"拥有健康才能有一切"的新理念开始深入人心，有关睡眠问题引起了国际社会的关注。睡眠对人极其重要，一个人一生中有三分之一的时间是在睡眠中度过的。一个人可以五天不吃饭，但他若是五天不睡觉的话，就会死去。睡眠作为生命所必需的过程，是机体复原、整合和巩固记忆的重要环节，是健康不可缺少的组成部分。为唤起全世界人民对睡眠重要性的认识，国际精神卫生组织主办的全球睡眠和健康计划于2001年发起了一项全球性的活动——将每年的3月21日定为"世界睡眠日"。2003年，中国睡眠研究会正式把"世界睡眠日"引入中国。

有多少人存在着睡眠不足

据世界卫生组织对14个国家15个地区的25916名在基层医疗就诊的患者进行调查，发现有27%的人有睡眠问题，据报道，美国的失眠发生率高达32%～50%，英国为10%～14%，日本为20%，法国为30%，睡眠问题已经严重影响到了人类的正常生活。

有关调查数据显示，中国患有各类睡眠障碍的人群占比高达38.2%。远超全球27%的平均水平。而2017年亚马逊中国的调查数据显示，81%的中国人睡眠时间已不足8小时，接近六成的人通常在深夜11点到凌晨1点入睡，46.61%的人在早上7点以前就已起床。

睡眠不足会给我们带来多少危害

中风　有研究数据表明，睡眠不足者的中风危险比正常人增加4倍，早亡危险增大。美国的阿拉巴马大学研究发现，与每晚睡眠7～8个小时的人群相比，每晚睡眠不足6小时的中老年人发生中风的危险高4倍。

癌症　还有研究数据显示男性每晚睡眠少于6小时会明显导致死亡率升高。睡眠还会致使正常人患肥胖症、癌症的危险陡增。《美国人类生物学杂志》载文指出，多项研究发现，长期缺乏睡眠可导致人过量饮食，进而增加肥胖症危险。另外，每晚睡眠少于6小时的患者发生肠道息肉（肠癌前期）的危险增加50%。而2012年的一项医学研究调查发现，长期睡眠不足还会增加女性患乳腺癌的风险。

慢性病　长期睡眠质量差不仅会使广大朋友罹患糖尿病、心脏病的风险上升，还与高血压、动脉硬化、心衰和心脏病发作的关系极大。每晚睡眠不足6小时会导致心脏病和中风危险增加48%和15%。

什么样的睡眠才是健康睡眠

第一，睡眠量。睡眠时长一般要在7～9个小时。人体正常情况下对睡眠的要求为青壮年一夜睡7～9小时，少年幼儿增加1～3小时，老年人减少1～3小时，这是大体的年龄段对睡眠量（时间）的要求，更为具体的年龄范围是初生婴儿（0～3个月），睡眠时间范围为14～17小时；婴幼儿（4～11个月）为12～15小时；学步儿童（1～2岁）为11~14小时；学龄前儿童（3～5岁）为10～13小时；学龄儿童（6～13岁）为9～11小时；青少年（14～17岁）为8～10小时；青壮年（19～59岁）为7～9小时；老年人（60岁以上）为7～8小时。

第二，睡眠质量。上床半个小时内即能入睡，整夜不醒或醒一次，不是间断的多醒或是早醒；一般情况下是不做梦或者是很少做梦，不是多梦或噩梦；睡眠要深沉，不是似睡非睡或易受环境干扰，惊醒，这是对睡眠质量的基本要求。

第三，在最佳的睡眠时间内睡眠。我们人类的最佳睡眠时间应是晚上12点至第二天清晨8点，老年人稍提前为晚11点至第二天清晨7点，儿童为晚10点至第二天清晨8点。这样的睡眠时间符合自然界阴阳消长规律，长期违反这个规律，就会受到自然界阴阳消长规律的制约，进而发生失眠现象。

总之一句话，"世界睡眠日"就是为了让全世界关注所有睡眠不好的人，提醒我们要关注睡眠健康及质量。关注睡眠质量就是关注我们的生活质量，关注睡眠质量就是关注我们的生命。

难入睡、易早醒、睡眠时间短等都是什么原因

睡眠是人体的一种主动过程，可以恢复精神和消除疲劳。然而现实中却有大量的人处于要么是很难入睡，要么是很易早醒，要么是睡眠时间短，究竟是什么原因导致他们处于这种痛苦的状态呢？

胃不和则卧不安

中医认为脾胃是否正常与睡眠状况有着密切的联系，有"胃不和则卧不安"之说，脾胃居于中焦，是人体气机升降的枢纽，枢机不利，胃失和降，自然也就难以安眠。打个比方说，就好比一条南北通行的大道，中间突然出了车祸，很快整条道路都被堵住了。这时候指挥中心得发出指令，派出人员来处理这个事情，不处理完，指挥中心就不能停止。同样道理，人体气机乱套了，大脑得去处理这个事情，怎么会有心思去睡觉呢？

所谓的胃中不和也就是脾胃功能失常，可包括胃中虚寒、胃中实热、胃中宿食、脾胃气虚、脾胃阳虚、胃中阴虚、脾胃湿热、脾胃痰火等，甚则还包括肝、胆在内的和脾胃相兼的病证，如肝胃不和、肝经湿热犯胃、肝胃气郁、肝胆火伤胃、肝胆湿热致脾胃湿热、肝胆气逆致胃气上逆等。以上这些病证的出现皆可能影响人体正常的睡眠。

有临床统计资料表明，在所有的失眠患者中，大约有43%的患者是因"胃不和"造成的，常见的有两种情况。一是饮食不节，即平时饮食不规律，暴饮暴食，尤其是晚餐过饱，喜吃夜宵，无形中增加了胃的负担，致使胀满难受而影响睡眠。假如晚上吃得太多，也会造成失眠。人活一口气，气是用来睡觉的，也是用来消化食物的。如果晚上吃得过多，气就会

受到中焦阻隔，阳气不能上输于脑，造成失眠。我国古代养生讲究过午不食，就是一天只吃两顿饭，上午九十点钟一顿，下午四五点钟一顿，晚上就不再吃东西了。而生活规则也是日出而作，日落而息，所以那时的人很少失眠。所以我们吃晚饭也要掌握一个原则，就是七八分饱就可以了。而且最好在晚饭后出门散散步，或者做一些其他的运动，对增强夜里的睡眠质量非常有好处。二是患有慢性胃肠疾病。有慢性胃炎、结肠炎、消化性溃疡、胃食管反流等病的患者，大都有消化不良、食欲不振、胃脘胀满不适或胀痛、恶心呕吐、嗳气时作、嘈杂反酸等症状，这都是导致患者无法正常睡眠的元凶。另外，胃不和与失眠二者"互为因果"，失眠症会加重胃肠功能发生紊乱，由此形成恶性循环。

血不足则夜难眠

血不足也会导致我们难以正常入睡。中医认为"血"是一种运行在血管中，富有营养的红色液体。不同的是，中医常常将"气"与"血"并称，认为血的重要来源是在脾胃中运化的水谷精气，所以有"脾胃为气血化生之源"的说法。血形成之后，贮藏在肝中，称为"肝藏血"，再通过心的推动，流动于全身脉中，称为"心主血脉"，脾能控制血的运行，防止血溢出脉外，称为"脾统血"。血就这样循环往复地运行在脉中，营养和滋润着全身，使人脸色红润，肌肉丰满壮实，肌肤毛发光滑亮泽，显得有精神。

血是一种能量，代表着一种动能，输布四方，供人体所需。血不足，就不能有效地上输于脑，脑部就会因缺血而导致失眠。就好比是一个国家的皇帝出了问题，那这个国家自然就成了一团乱麻。

这类人在日常生活中，一定要养成健康的生活习惯，尤其是在饮食上要格外的注意，要多吃以清淡为主的易消化素食，多吃新鲜的瓜果蔬菜，增加各种维生素和纤维素的摄入。平时要多锻炼身体，增强体质提高抵抗力和免疫力，但老年人要根据自身的身体情况进行有选择性的锻炼，不要做大量的剧烈性运动以免受伤，可以每天适当地进行小强度的运动。尤其是睡前不可做剧烈运动，以免因为过度兴奋导致失眠加重。

心肾不交则失眠

心肾不交是由于水火相济失调所致，指心与肾生理协调失常的病理现象。多由肾阴亏损，阴精不能上承，心火偏亢，失于下降所致。中医认为心在上焦，属火；肾在下焦，属水。心中之阳下降至肾，能温养肾阳；肾中之阴上升至心，则能涵养心阴。在正常情况下，心火和肾水就是互相升降、协调，彼此交通，保持动态平衡。心肾不交即为心阳与肾阴的生理关系失常的病态。

心肾分离会造成人到晚上想睡睡不着，白天又特别疲倦，两腿发沉。这类人可以多按摩内关、大椎、心俞、肾俞、关元五穴。内关位于前臂掌侧，当曲泽与大陵的连线上，腕横纹上2寸，掌长肌腱与桡侧腕屈肌腱之间，其具有镇静安神的作用，是治疗失眠的常用穴位。大椎穴位于第七颈椎棘突下凹陷中，可以通经活络。心俞穴是足太阳膀胱经的常用腧穴之一，位于第五胸椎棘突下，旁开1.5寸，其可散发心室之热。肾俞穴在第二腰椎棘突旁开1.5寸处，取定穴位时，通常采用俯卧姿势。关元穴位于脐下3寸处，有培元固本、补益下焦之功，凡元气亏损均可使用。给予这些穴位刺血疗法，可以治疗心肾不交，缓解失眠。

以上便是造成我们难入睡、易早醒、睡眠时间短的元凶，所以当广大朋友存在失眠症状时，也务必查找一下造成自己失眠的具体元凶，对号入座，针对性治疗，这样更有利于我们及早摆脱失眠困境！

晚上睡不着，白天睡不醒是怎么回事

生活中存在那么一群人，他们每天晚上都睡不着觉，可一到白天呢，就老是昏昏欲睡。除此之外，他们和正常人也没有什么两样，去医院检查也检查不出个所以然，并没有发现什么特别病症，但这种现象却给他们的正常生活带来极大的困扰。其实他们与一般人的区别就在于他们的生物钟颠倒了，于是他们的作息规律就变得与常人不一样，这其中究竟是怎么回事呢？

人体生物钟对我们人类重要吗

作为万物灵长的人类，仍然是无法跳出生物钟这个怪圈的，我们的生活依然在不知不觉中被生物钟左右着。传统的观点认为生物钟应该存在于大脑中，但对于具体位置的说法却又各不相同。有人认为，生物钟的确切位置在下丘脑前端，视交叉上核内，该核通过视网膜感受外界的光与暗，使之和体内的时钟保持同一节奏。也有人认为，生物钟现象与体内的褪黑素有密切的关系，由于褪黑素是由松果体所分泌，因此生物钟也应该位于松果体上。

从我们诞生之日直至生命终结，体内都存在着多种自然节律，如体力、智力、情绪、血压、经期等，人们将这些自然节律称作生物节律或生命节奏等。这些节律与生物钟密不可分。医学研究表明，患者的病症、情感以及行为的起伏中，存在着一个以23天为周期的体力盛衰和以28天为周期的情绪波动，人的智力则是以33天为波动周期的。

如何根据生物钟合理安排我们的作息时间

正确运用生物种，合理安排我们的作息时间，不仅可以提高我们的学习工作效率，还能确保我们有一个健康的身体，免受病痛的折磨。上午8～11点是组织、计划、写作和进行一些创造性思维活动的最佳时间，最好把一天中最艰巨的任务放在此时完成。同时，这段时间对疼痛最不敏感，此时看牙医最合适。上午11～12点是开会的最佳时间，人们此时最为清醒。这段时间用于解决问题和进行一些复杂的决策最适宜。中午12～下午2点，最好午睡片刻。下午2～4点，会出现所谓的"下午低沉期"，此时易出现困乏现象，可以打一些必要的电话，做些有趣的阅读，尽量避免乏味的活动。下午4～6点，人体从"低沉期"解脱出来，思维又开始活跃，可把一天中较重要的工作放在此时处理，并且这是进行长期记忆的好时光。下午5～7点，人体的体温最高，此时做些锻炼有助于你在晚上顺利入睡并提高睡眠质量。晚上7～10点，可就一些较严肃的家庭话题进行讨论，也是学习的最好时间。晚上11～12点，人体准备休息，进入梦乡，各脏器活动极慢。

三大妙招助你微调生物钟

若是你的生物钟已经有些紊乱了，也莫要慌张，下面我将教你几个妙招，助你微调生物钟，使你拥有一个健康正常的生物钟。

第一，调整睡眠。如果你属于每晚很晚入睡，即便早早主动上床也难以成眠，那你就要适度地强迫自己尽量避免或减少午睡的时间，在白天多参加一些增强体质和身体功能的运动。即使白天很困也不要睡觉，一定要坚持到晚上再睡觉。这样坚持两三个星期就能调过来了。

第二，规范饮食。一日三餐不可或缺，由于现在社会竞争压力大，人们的时间紧，生活节奏快，一些上班族都会形成不吃早餐的不良习惯，长期下去，将会影响身体消化和吸收功能，这些都会直接造成生物钟紊乱。因此，合理的膳食就显得很重要。

第三，睡前烫烫脚。每天准备睡觉前，用热水烫烫脚，水温保持在脚感觉微烫即可，持续泡15分钟左右就可以了。烫脚不仅可以缓解疲惫，还可以放松紧绷一天的精神状态。烫脚的时候还可以听一些舒缓的音乐，使心情保持在一个愉快放松的状态，这对快速入睡有极大的帮助。

拥有一个正常的生物钟，才会有一个健康的作息习惯；拥有了健康的作息习惯，才会拥有良好的睡眠，才能远离失眠的痛苦。如果你的生物钟已经有些混乱了，赶快试着调调吧！

 ## 这些睡眠大法，让你拥有高质量的睡眠

睡眠不好不但严重威胁着我们的身体健康，还会给我们的日常工作以及人际交往带来极大的不便以及困扰。想必大家都十分迫切地想知道一些帮助睡眠的方法，让自己拥有良好的睡眠，远离病痛的折磨。下面我为大家介绍一些助眠小妙招。

早睡早起数第一

中医认为"春夏养阳，秋冬养阴"，一年分四季，一天也是一年的浓缩，同样分四季。凌晨3点到上午9点为一日之春；上午9点到下午3点为一日之夏，下午3点到晚上9点为一日之秋；晚上9点到第二天凌晨3点为一日之冬。日春阳气从肝出生，就像春天刚播种下的种子；日夏时，阳气在心里长，庄稼在阳光的照射下茁壮成长；日秋时，阳气渐渐往肺里收，庄稼也就成熟了，要收割庄稼了；到了日冬，阳气要全藏到里面去，收获的庄稼入库，来年也就是第二天再播种，这就是阳气一天的生长收藏的过程，如环无端，少了一个环节，都不会有好收成，你的身体也就不会健康。

所以我们一定要做到早睡早起。晚上不睡觉会耗损阳气，早上不起床将封杀阳气，不早起的人是没活力的。不是起得越晚越精神，反而是起得越晚越累。不早起，阳气没有生起来人就会乏力，但乏力的同时人还爱发脾气，因为阳气被郁成了火气。所以我们尽量要在晚上9点入睡，早上5点起床。

睡眠方向很重要

我们睡觉最好要头朝北，脚朝南，这是有科学依据的。人体随时随地都会受到地球磁场的影响，睡眠的过程中大脑同样受到磁场的干扰。人睡觉时采取头北脚南的姿势，使磁力线平稳地穿过人体，可以最大限度地减少地球磁场的干扰。

睡觉姿势有讲究

睡觉时，身体似弓效果最好，向右侧卧负担轻。研究表明，"睡如弓"能够恰到好处地减小地心引力对人体的作用力。由于人体的心脏多在身体左侧，向右侧卧可以减轻心脏承受的压力，同时双手要避免放在心脏附近，以免因为噩梦而惊醒。因为双手放在心周围，会给心脏带去压力，容易引起噩梦。

食物助眠保安康

食材：酸枣仁30克，桂圆肉15克，红糖10克，粳米100克。

制作方法：先将酸枣仁和桂圆肉洗净，然后将桂圆肉切成小粒，二味一同入锅，加水1000毫升及粳米同煮成粥，粥熟后调入红糖。

用法及功效：早晚温热食用。《神农本草经》中记载："补中益肝，坚筋骨，助阴气，皆酸枣仁之功也。"明代李时珍《本草纲目》中记载，酸枣仁"熟用疗胆虚不得眠，烦渴虚汗之症；生用疗胆热好眠，皆足厥阴少阳药也。"所以说酸枣仁是治疗失眠的不二圣药。桂圆也具有益脾健脑之效，故二者合用，可缓解疲劳，帮助我们获得一个良好的睡眠。

小小茶枕有奇功

茶枕不仅有助睡眠，同时对养护头发也有一定好处。茶枕就是用当年新采的茶叶作为填充物，既不会太软也不会太硬，还充斥一股淡淡的茶香，安神助眠。

茶枕的做法：将每次喝茶剩下的茶叶沥干后倒在漏网上，平平摊开，不要放厚厚的一堆，放在阳光充足、通风的地方自然晾干。等茶叶积攒到一定的数量，找一块喜欢的布，将三边缝好，然后把晾干的茶叶倒入，再将开口缝上，枕头就做好啦。做枕头的茶叶用任何品种都可以，花茶、绿茶、乌龙茶都行，但必须充分干燥，否则可能会发霉。另外往枕头布里放茶叶时，只需要放2/3满即可，别填太满，否则睡上去会很硬，松散状态下的茶枕使用起来最舒服。

按摩保健解您忧

头皮刺激　就是用两手的手指摩擦头皮。具体操作方法：将两手手指弯曲成45°左右，然后用手指以每秒5次的速度摩擦头皮，睡前持续按摩3分钟即可。这种操作可以刺激脑部血管，增加脑部循环血量，加速入眠。

搓耳揉面　先用两手拇指侧紧贴前耳下端，自下而上，由前向后，用力搓摩双耳1~2分钟；再用两手掌面紧贴面部，以每秒2次的速度用力缓搓面部所有部位1~2分钟，这样做不仅可通经脉，清热安神，防止听力退化，还可以疏通头面经脉，促进睡眠，防止皮肤变皱。

仰卧揉腹　具体操作方法：每晚入睡前，仰卧床上，先用右手按顺时针方向绕脐稍加用力揉腹，一边揉一边默念计数，揉够120次；再换用左手逆时针方向同样绕脐揉120次。揉腹能使胃肠蠕动，对上半夜进入深睡眠有良好作用。下半夜如再不能入睡，可按上述方法各揉腹60次，对睡眠也有一定作用。

拍打涌泉穴 涌泉穴是人体足底穴位，位于足前部凹陷处第2、3趾趾缝纹头端与足跟连线的前1/3处，为全身腧穴的最下部，乃是肾经的首穴。拍打涌泉穴可治疗失眠，促进人们安然入睡。另外如果每日坚持推搓涌泉穴，可使老人精力旺盛，体质增强，防病能力增强。具体操作方法：每晚临睡时，在床上取坐位，双脚自然向上分开，或取盘腿坐位，然后用双拇指从足跟向足尖方向推搓涌泉穴；或用双手掌自然轻缓地拍打涌泉穴，最好以足底部有热感为适宜。

睡眠之法已经交给你了，可这并不是关键，真正的关键在于你能否认真而坚持地执行下去。如果你执行不下去，这对你来说就只是一张废纸而已，不会对你有什么实际帮助的。而如果你饱受失眠的困扰，还是务必执行下去吧，毕竟治疗失眠可不是一蹴而就的。

 ## 优质睡眠，轻松睡掉亚健康症状

我们认为没有生病或身体无异常就是健康；我们认为偶尔出现的一些症状，如疲劳、乏力、失眠、腰背酸痛、血糖或血压偏高、便秘、胃口差等，也属正常。其实，这些症状虽非疾病，但属于亚健康症状，如果不及时干预，它会在我们身上埋下慢性病的种子。

睡眠是消除疲劳、恢复体力的主要方式，又是调节各种生理功能的重要环节。它包括：生理状况的复原调节；生理的内分泌系统调节；生理时钟记忆系统。健康的睡眠能够让我们在清醒时保持最佳的状况。而睡眠对亚健康人群的主要好处不仅是消除疲劳，提高免疫力，同时可以保护大脑，恢复精力。

如何实现优质睡眠

随着社会压力的增加，睡一个好觉成为很多人的奢望，不妨尝试做到以下几点，亚健康的不适症状可能会消失。

形成健康生物钟 定时上床，按时起床，形成固定的睡眠节奏，即人们常说的生物钟。

保证适量的睡眠时间 以醒后疲劳感消失、周身舒适、头脑清醒、精力充沛、能胜任一天的工作和学习为足。

起卧规律要与四季对应 若条件允许可于每晚11点至第二天1点熟睡，上午11点至下午1点小寐，这样更利于阴阳的调和。

睡姿以"右侧屈卧"为佳 如此既可避免心脏受压，又可增加肝的血流量，全身肌肉也能得到较好地放松。

睡前泡脚 泡脚对大脑有良好的刺激，能够消除疲劳，帮助入睡，若选用与体质相合的药物则效果更佳。

睡前刷牙 不仅可以清洁口腔，保护牙齿，而且对安稳入睡也有好处。

睡时切忌蒙头 蒙头睡觉会使人呼吸不畅，并会吸入被褥中的浊气，有碍健康。

睡前饮食清淡 睡前不宜吃得过饱或食用刺激性、兴奋性食物，如浓茶、咖啡、巧克力等。另外，睡前剧烈运动也不利于实现优质的睡眠。

第四章

有胃病不治？你知道后果多严重吗

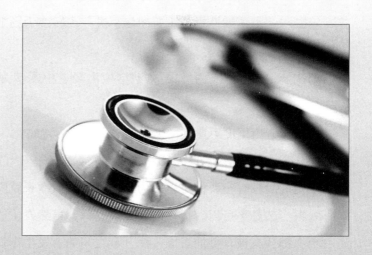

从胃炎到胃癌，只需四步

根据世界卫生组织发布的《全球癌症报告2014》显示，全球42%的胃癌发生在中国。胃癌已经成为国人癌症发病率前三的癌症，中国俨然已是胃癌的病发大国。常言道"十胃九病"，说的意思就是10个人里面9个都有胃病。大家可能不知道的是，胃癌并不是由正常细胞一下子就变成癌细胞，而是从最开始表现为胃炎到最后发展成为胃癌，这是一个渐进的过程。

通常情况下，胃炎演变为胃癌有四步。

第一步，从浅表性胃炎转变为萎缩性胃炎（胃溃疡）。

第二步，由萎缩性胃炎（胃溃疡）进一步转变为肠上皮化生和轻、中度不典型增生。

第三步，肠上皮化生和不典型增生由轻、中度转为重度不典型增生（息肉）。

第四步，由重度不典型增生（息肉）转变为胃癌。

这样看来，从小小的胃炎发展成胃癌看似有一个"漫长"的过程，事实上真的漫长吗？我们可以因为这个过程看似漫长就降低自己的警惕性吗？答案当然是不可以，得胃癌就像出车祸，虽然发生的概率不高，但人走在街上都会有被车撞的可能，而开车在高速上发生车祸的风险要更高。若是你不注意的话，小小的风险也会在不知不觉中加大。下面我就详细介绍一下由胃炎一步步演变为胃癌的整个过程，希望能对你产生一定的帮助。

第一阶段——慢性浅表性胃炎

一般来说，只要你接受胃镜检查，几乎无一例外都会得到这个诊断。这是一个很普遍的胃病。事实上，胃镜报告中的很多慢性浅表性胃炎只是功能性消化不良或非溃疡性消化不良，并不是胃黏膜真的有了慢性炎症，也就是说慢性浅表性胃炎距离胃癌还很远，所以无须惊慌，但也要稍加注意。慢性浅表性胃炎最常见的症状是上腹疼痛，大多数慢性浅表性胃炎患者有此症状。上腹部疼痛多数无规律，与饮食无关。疼痛一般为弥漫性上腹部灼痛、隐痛、胀痛等。很多人还会有腹胀之感，或者伴随食欲不振、反酸、恶心、呕吐、乏力、便秘或腹泻等症状。

引起慢性浅表性胃炎的病因有很多，迄今尚未完全明了。一般多见于急性胃炎之后，胃黏膜病变经久不愈或反复发作，逐渐演变成浅表性胃炎。鼻腔、口腔、咽部等部位的慢性感染病灶，如齿槽溢脓、扁桃体炎、鼻窦炎等细菌或其毒素的长期吞食，可反复刺激胃黏膜而引起浅表性胃炎。

另外，吸烟也是其中一个不可忽视的诱因，因为烟草中主要有害成分是尼古丁，长期大量吸烟可使幽门括约肌松弛，十二指肠液反流，以及胃部血管收缩，胃酸分泌量增加，从而破坏胃黏膜屏障导致慢性炎性病变。

除此之外，长期食用烈酒、浓茶、咖啡、辛辣及粗糙食物，以及过饥或过饱等无规律的饮食方式均可破坏胃黏膜保护屏障而发生胃炎。若是身体在充血性心力衰竭或门静脉高压时，会使胃长期处于瘀血和缺氧状态，进而导致胃黏膜屏障功能减弱，胃酸分泌减少，细菌大量繁殖，造成慢性浅表性胃炎。

第二阶段——慢性萎缩性胃炎

慢性浅表性胃炎若是没有得到及时的治疗，症状得不到缓解，就会发展为慢性萎缩性胃炎。因为我们的胃每天都要受到食物刺激，或者幽门螺杆菌的慢性感染，慢性浅表性胃炎很难彻底恢复。时间长了，会慢慢发展为慢性萎缩性胃炎。慢性萎缩性胃炎与年龄增大、机体衰老等密切相关。其病理表现为黏膜皱襞平滑，黏膜层变薄，细胞浸润可涉及黏膜下层，腺体大部分消失等。

慢性萎缩性胃炎大多会有上腹部灼痛，胀痛，痞闷，钝痛或胀满，尤其是吃完饭后更加明显，有食欲不振、恶心、嗳气、便秘或腹泻等症状，严重的还会出现消瘦、贫血、脆甲、舌炎或舌乳头萎缩，严重的胃黏膜糜烂者可伴有上消化道出血。慢性萎缩性胃炎发展为胃上皮原位癌的概率较高。萎缩性胃炎是胃癌主要癌前病变，经过多阶段、多基因变异积累发展为胃癌。

第三阶段——肠上皮化生、异型增生

若是胃炎反复出现，胃黏膜修复再修复，胃里就会长出本该在肠道才有的细胞，出现了"肠上皮化生"。"肠上皮化生"往往被认为是癌前病变，也就是说还没到癌的那一步，但如果再发展下去，就是胃癌早期。

在这里要特别提醒三点注意事项。

一是恶心呕吐。如果出现上腹隐痛、腹胀、不适，少数人可出现恶心、呕吐，一定要高度警惕。

二是黑便。合并糜烂或溃疡者可有上消化道出血，多表现为粪潜血试验阳性或黑便，呕血少见。所以，如果大便发黑，一定要及时去医院检查一下，越早越好，越快越好。

三是吞咽困难。位于幽门部的带蒂息肉，可脱入幽门管或十二指肠，出现幽门梗阻的表现。息肉生长于贲门附近时可有吞咽困难。

当胃里细胞由于肠上皮化生、异常增生而形成息肉时，我们就要尤为

注意了。胃息肉本身病理上可分为增生性和腺瘤性两种，后者癌变率较高（30%～58.3%），当出现息肉后，最好采用活组织病理检查鉴别，确定临床治疗方案。胃息肉一般多发生于胃窦，少数也可见于胃体上部、贲门和胃底。

第四阶段——胃癌

经过前三步的逐渐发展累积，慢慢的，胃癌就来了。胃癌作为最常见的恶性肿瘤之一，早期缺乏特异性症状与体征，因而经常导致失去最佳治疗时机。如果出现以下症状，你就要警惕了：①不能缓解的腹部不适，包括胃部闷胀、食欲不振、消化不良，伴有泛酸，且多没有诱因，口服药治疗效果不好，或者时好时坏，症状呈进行性加重的特点；②体重减轻，同时伴有疲倦无力的感觉。

五大妙招助您摆脱胃病折磨

由以上的内容我们就可以发现，胃炎是否会转化成胃癌，久治不愈和胃黏膜长期不能修复是两个很大的关键因素，而这更多取决于人们的健康观念和主动预防意识。而我们怎样才能避免这种情况的发生呢？

吃饭不能太快 吃饭快，狼吞虎咽，食物咀嚼不细，会对消化道产生较强的机械刺激，很容易损伤消化道黏膜，产生慢性炎症，还会造成胃动力下降。久之会引起消化道损伤甚至癌变的可能。

不要吃太烫的食物 很多食管癌、胃癌患者，他们有一个共同的特点，就是喜欢吃非常热的食物，每顿饭都恨不得吃那些刚出锅的食物。当黏膜细胞出现病变后，这种热刺激很有可能引起癌变。

吃饭不能吃得太饱 长期饱食有使人体的免疫功能过早地衰弱或减退的可能性。长期饮食过量会使肠、胃等消化系统时时处于紧张的工作状态，造成其功能失调，可能生病得癌。

保持愉悦的心情 相信很多人都会有这样的经历，当不开心时，心情郁闷的时候就不想吃饭，没有食欲。因为人们在感到委屈时，不良情绪会影响自主神经系统功能，直接导致胃肠分泌过多的胃酸和胃蛋白酶，使胃黏膜保护层受损。

定期做胃镜 不管你是身体健康还是已经有胃部不适，胃镜检查都很有必要。现在胃镜检查技术已经十分成熟了，定期做胃镜检查可以及早地发现胃部病变，给我们留下诊治的时间。因为近半数早期胃癌患者没有任何症状，等到出现胃疼、腹胀、不想吃东西等症状时，胃已经被癌细胞侵袭到中晚期了！希望大家能够引以为戒，重视胃炎这一"小病"。

胃病的十大常见症状

健康的身体是我们每一个人能更好地生活、工作和学习的基础，是做任何事情的首要前提。健康需要有乐观开朗的生活态度，同时健康也来自我们每一天良好的生活习惯。为了维护自己的身体健康，使自己有一个健康的身体，我们必须学会在细微之处发现我们身体的一丝丝变化，防患于未然。因为无论什么病都是早发现早治疗的好，只有把疾病扼杀在摇篮里，才能将疾病给我们身体带来的风险降到最小。

如今，我们周围患胃病的人越来越多，年轻人的发病率更是越来越高，人们对胃病的误解也是越来越多。只要胃部稍微有不舒服就认为自己是得了胃病，那么你知道真正得了胃病会有哪些症状吗？

口味异常

口苦即嘴里有苦味，多由热蒸胆汁或胃热熏蒸，胆汁上溢所致。若患慢性胃炎，因胃动力差，存在胆汁反流，伴有烧心等症状，也可能引起口苦。如果饮食不当，其肠胃功能失调，进食的食物在胃肠停留时间过长，也极易产生湿热，引起口苦。

口甜即自觉口中有甜味，多属脾胃湿热，可见于平素嗜食肥甘厚味的消渴患者。《素问·奇病论》中记载："夫五味入口，藏于胃，脾为之行其精气，津液在脾，故令人口甘也。此肥美之所发也，此人必数食甘美而多肥也……转为消渴。"

口臭即口中发出难闻的臭味，多由火热之邪犯胃所致，其症除口臭外，每兼面赤身热、口渴饮冷，或口舌生疮，或牙龈肿痛、流脓出血等；也可由于食物停滞于胃内引起。

反酸

胃酸过多会出现反酸。如果反酸这种现象反复发生或长期存在，则称之为胃食管反流病。如不及时治疗，可以引起更为严重的并发症，如食管糜烂、溃疡、出血、食管狭窄，甚至引发食管癌等。

咽喉梗阻感

咽喉梗阻感就是在饭后感觉有余食在喉咙未干净咽下，有时像食从喉出感又有时像气阻感，用口吞气后马上嗝出下不了肚，这种情况就有必要考虑反流性食管炎的可能。对于这类患者，我建议先调整饮食及生活方式，规律的饮食和生活方式非常重要。

嗳气

嗳气指气从胃中上逆而发出声音，多见于饱食之后。主要是由于脾胃不和，胃气上逆所致。胃为水谷之海，无物不受，若因饮食不调，起居不时，可致脾胃阴阳不和，脾之清阳不升，胃之浊阴不降，或胃中生痰生火，或脾胃虚衰，致使胃气上逆而为嗳气。

恶心呕吐

饮食失常、寒温不适引起的胃病容易造成患者恶心呕吐。病毒性急性胃肠炎、细菌性急性胃肠炎以及胃肠道梗阻也会引起恶心呕吐现象的发生。

厌食

厌食是指较长时期见食不贪，食欲不振，甚至拒食的一种常见的病症。总之一句话，就是不想吃东西。胃肠道疾病如消化性溃疡、急慢性肝炎、慢性肠炎等都可以引起厌食现象的发生。

胃痛

胃痛又称胃脘痛，是胃病最常见的症状之一。导致隐痛的原因很多，表现形式也复杂多样。最常见的疾病就是肠胃炎及消化性溃疡，还可见于胃肿瘤、胃神经官能症、胃下垂、消化不良、胃痉挛等疾病。中医学认为胃痛发生的常见病机有寒邪客胃、饮食伤胃、肝气犯胃和脾胃虚弱等。

胃胀

食物由胃进入小肠的过程称为胃的排空。一般在食物入胃后5分钟就开始有部分排入十二指肠。不同食物的排空速度不同，混合食物由胃完全排空通常需要4～6小时。而临床上浅表性胃炎、十二指肠溃疡、急性胃炎等都会导致食物无法正常由胃排至十二指肠，进而引发胃胀。

舌苔颜色

正常的舌头舌体柔软，活动自如，颜色淡红润泽，舌苔薄白。胃病初期，舌苔黄，口有异味，此为实证。时间久后，舌苔转白，便秘者舌质肥厚，疼痛者舌质有瘀斑。

面色异常

胃病病史过长的患者面色容易萎黄，黯淡无光。所以在门诊上，哪个是脾胃虚弱的人，我大多看一眼就知道了。

以上即是胃病常见的十大症状，一旦你出现以上一种或多种现象，请及时就医。不要不把它当回事，及早发现及早治疗是避免病情恶化的最佳途径。毕竟普通的胃炎演变为胃癌也只需简简单单的四步而已，所以请重视身体给你的小小反馈，这都是疾病来临的信号！

 ## 为什么胃病正在坑害越来越多的中青年人

每个人都遇到过胃里不舒服的现象，现在谁还没个小毛病，大多数人对此都习以为常。而我们熟悉的胃病是许多与胃相关疾病的统称，它们有相似的症状，如上腹胃脘部不适、疼痛、饭后饱胀、嗳气、反酸，甚至恶心、呕吐等。临床上常见的胃病有急慢性胃炎、胃溃疡、十二指肠溃疡、胃十二指肠复合溃疡、胃息肉、胃结石、胃的良恶性肿瘤，还有胃黏膜脱垂、急性胃扩张、幽门梗阻等。

若胃炎及十二指肠溃疡比较严重，症状就表现为上腹部烧灼痛，尤其是在两顿饭之间，早餐前或在饮用橙汁、咖啡之后发生。严重者会发生柏油便、黑便或血便。

胃病说大不大，说小不小，很多人并不介意与它共存，但是，你有与它和平相处的心，它会有与你和平相处的意吗？

大夫不是那么好当的

如今胃肠疾病的发病率越来越高，目前已超过35%，其中恶化的人不在少数。每年死于胃肠疾病的人数超过50万。研究显示，在恶化的人群中，将近80%的人盲目用药，就是因为觉得胃病不是大病，把平时的疼痛不当回事儿，自己吃点药就能好，去医院浪费时间还浪费金钱。结果很多人都是随便吃点止疼药和消炎药就完事儿了。你的身体向你发出的求救信号却被你忽视，乱用止疼药、消炎药，你的胃伤透了心，而你却浑然不觉。

大家都是夜猫子

这个世界正在被一种新型"生物"占领，他们昼伏夜出，他们昼夜颠倒，他们的寿命普遍不长，他们的精神普遍不好，他们就是夜猫子。

生活作息不规律是健康的天敌，必然会导致饮食的不规律，而饮食不规律会导致什么呢？那就是胃病。这是老生常谈的道理，但是还是有很多人都不注意，所以胃病不找你找谁呢？

你是一枚健康的吃货吗

这个世界上还有另外一个团体，他们能敏锐地嗅出美食的所在，他们能为了自己所爱做出不可思议的事情来，他们就是吃货团体。

大家都不能拒绝美食的诱惑吧，毕竟民以食为天。看到那些每晚发在空间、朋友圈的美食图片，大家都得拼命忍住自己的口水，然后在心里默默地把发图的人骂上一百遍甚至一千遍。吃没有错，但你是一枚健康的吃货吗？

美味的不一定是健康的，但是不健康的往往都是美味的，像汉堡包、炸鸡、烤肉、炸薯条、小摊上的炸串……真是越说越饿，你的味蕾爽翻天了，可是你想过胃的感受吗？怎么什么奇怪的东西都往胃里扔？

还有的人，吃饭是怀着一种崇高的信念去吃的——绝对不能浪费粮食。浪费粮食确实不好，所以一开始我们就要本着"吃多少拿多少"的原则，而不是"哇，这个好好吃，给我来一份""哇，那个看起来好漂亮，给我来一份""今天饿死我了，我要吃很多东西！都别拦着我"。结果，东西点了一大堆，却吃不完，吃不完还不算，不顾实际地非要"践行"中华传统美德——我绝对不会浪费粮食！然后像战士奔赴战场一样悲壮地把所有东西吃完，后果就是你的胃不堪重负，一次两次已经够难受了，天天如此，你的胃还不坏岂不是天理难容？

还有一部分人，吃饭吃到剩下一些的时候，觉得自己饱了，如果此时把饭推到一边，不吃也可以，因为并不饿了，但是胃里还有地方，也不是不能吃下去，因为不能浪费粮食，就全都吃了下去。一般我们吃到七八分饱时胃处于一种比较舒服的状态，既能让你体会到饱腹的幸福感，又不会让你觉得胃胀得难受。若是偏偏要多吃那几口，小心你的胃跟你发脾气，闹别扭哦。

不要太宠自己和孩子

现在的生活水平越来越高，不知道大家有没有注意过自家的恩格尔系数。什么是恩格尔系数？其实就是食品支出总额占个人消费支出总额的比重。

现在大家的生活水平提高了不知道多少倍，食物也日渐丰富多彩，但也正是因为如此，大家的家庭菜单上，是不是肉类居多了？品种也丰富了？一个个宠爱小孩子们的爷爷奶奶、爸爸妈妈，是不是想让小孩子吃更多好东西？自己累的时候会不会想出去大吃一顿呢？

这并不是错，但是也要有节制，尤其是要注意营养均衡，这句话不仅是对小孩子说的，成年人也要注意。

所以说胃病也有可能是宠出来的。大家一定要注意自己的食物清单，记得营养要均衡。

我还年轻，有的是资本耗

有人总觉得"我还年轻，有的是资本耗"，如果你拥有这种心理，那真是自己折磨自己。

年轻是一种资本，你年轻时可以随便熬夜，不用怕第二天身体不适，反正很快就可以缓解；你年轻时可以随便受伤，反正新陈代谢快，身体很快就可以恢复；你年轻时可以胡吃海喝，反正年轻的身体倍儿棒，吃嘛嘛香。但也正是因为你年轻，才会导致你忽略对自己身体的照顾，随意挥霍自己的健康资本。

年轻人熬夜，随意吃喝，作息不规律已经成为心照不宣的事实，似乎谁不熬个夜，不通个宵，不出去撸个串儿就不是年轻人一样，养生？离我们太远，老年人才养生，我们还年轻。就是因为这种心理，你的身体开始渐渐承受不住你的随意挥霍，你胡吃海喝换来的就是胃部的不适。

你想知道为什么胃病在坑害越来越多的中青年人？难道在问这个问题之前不该先问问你自己吗？

胃病真的很难治吗？这就是它的克星

说起胃病，很多人都不陌生，一个个的都会感叹自己的胃啊，是一天不如一天，偶尔好一些，也持续不了多长时间，要忌口的东西太多，吃嘛嘛不香，喜欢吃的东西又不敢吃太多，就怕自己的胃再有个三长两短，折磨人。都说胃病治不好，只能养着它，不让它给自己生活添堵就行，那它真的如此难以伺候吗？

饿又不敢多吃，我能怎么办

有胃病的人大多消化不好，饿的时候想吃东西又不敢吃太多，生怕胃消化不了。但是这个问题是很好解决的，那就是少量多餐，即一次吃少一些，但是吃少了，一天下来也会很饿。别人一日三餐，你可以一日五餐、六餐，在不能饿着自己的前提下，也要保证不能累着自己的胃。

我喜欢美食，不想忌口

不想忌口可由不得你了，要命还是要美食，就看你自己了。有胃病的人，他们的胃都经不起太大刺激，像什么辛辣、烧烤、酒精一类的，想都别想，趁早戒了吧。如果执意要吃，那代价就是胃病一直纠缠你，而且恶化的可能性很高，这代价就太高了，要美食不要命啊。所以，胃病患者平时的饮食还是以清淡为主，不能为了一时的贪嘴吃一些油腻、辛辣、烧烤类食物。但这类患者也不是不能吃肉，但这些肉在吃的时候需要注意，一定要煮熟，不能要半熟的。另外，含有酒精的东西更不能食用了，它会刺激胃肠黏膜。咖啡也是一大禁忌，因为咖啡中的单宁酸会刺激胃酸分泌，而且其中的咖啡因对胃有一定的刺激，会损伤胃黏膜屏障，持续高剂量地摄入可能会引发消化性溃疡、糜烂性食道炎和胃食管反流病等。所以，有胃病的人还是死了喝咖啡的心吧！

大家记住，尤其是胃不好的人，切忌煎、炸、烹、熘、烧、生拌的食物，最好吃一些蒸、熬、煮、汆、烩的食物，既不会刺激胃，也不会太难消化。

多吃蔬菜身体好——对谁都适用吗

多吃蔬菜不是对谁都适用，要辩证地看待一切事物。对你来说很好的蔬菜，对老有胃病的人来说，还真不是个好东西。

大家都知道有的蔬菜含粗纤维多，正是因为如此，所以蔬菜对于排便困难的人来说是非常有帮助的。蔬菜绿色健康无脂肪，怎么吃都不会胖，说不定也是许多女孩子的最爱。但也正是因为有些蔬菜粗纤维太多，所以胃不好的人其实是不能多吃的。

有胃病一定要小心调养，别不把自己的胃当回事儿。

胃病患者就没有能吃的东西吗

虽然胃病患者忌口的东西有些多，但是能吃的也不少。胃病患者可以进食一些含优质蛋白质的食物，像一些含粗纤维不多的新鲜蔬菜也可以多吃，如番茄、油菜、菠菜、胡萝卜等。拿菠菜来说，菠菜可以促进胃部以及胰腺分泌物质的分泌，能增加食欲，有利于消化，而且富含纤维素，能够促进肠胃的蠕动，有利于排便，但是菠菜草酸含量过高，会阻止钙质的吸收，所以应该避免与豆腐以及紫菜等高钙食物同时食用。再看胡萝卜，胡萝卜有"小人参"的美誉，其含有的胡萝卜素能够转化为维生素A，能明目养神，增强抵抗力，防治呼吸道疾病。胡萝卜与肉一起炖也有护肝养胃的疗效。所以，要想护胃，就多吃这几样食物吧。

蜂蜜也是一种不得不提的食物，如今蜂蜜种类繁多，真真假假，但是如果有渠道能买到放心的真蜂蜜，也多吃一些蜂蜜吧，现在还有一些中药蜜种，可以根据自身需要选择蜂蜜。蜂蜜大多都有补中养胃的功效，而且美容养颜，胃不好的患者尤其是女性快买蜂蜜吧，温馨提示，记得找个懂行情的，防止买到假蜂蜜。

主食该怎么选择呢

胃病患者最好的选择是粥类，喝粥容易消化，对胃不好的人有很好的保健作用，特别是八宝粥等营养丰富的粥类，更是受到大众的喜爱。

另外，我们现在主食主要分为米面两种，对于胃不好的人来说，吃面更好一些，米中含酸比较多而且又不如面条好消化，对于胃不好的人来说，还是面条更好一些。

药不能乱吃

我们都知道是药三分毒的道理，但是真到了该买药的时候，却不愿意找医生遵循医嘱买药，觉得自己买些非处方药就行，就算是非处方药，也不能乱吃，请相信医生吧，他们会帮你做出最好的判断。

第五章

大便不好排，就会一直"毒"着你

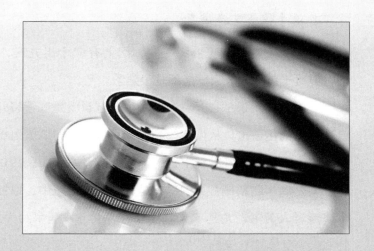

大便干、便秘的十五大危害

很多人对大便干习以为常，觉得无所谓。其实，大便干、便秘的危害非常大。因为肺与大肠相表里，小孩子大便干，大肠经的热邪容易传导到肺经上，孩子容易感冒、发烧、咳嗽，一不小心就演变成支气管炎、肺炎。老人便秘容易诱发中风、猝死等。女人便秘容易导致面部发暗无光泽、脸上长斑、肥胖等，会使形象大打折扣。男人便秘容易诱发性欲减退等。可以说，大便干、便秘在影响着每一个人。下面是我在门诊中总结出来的大便干、便秘的十五大危害。

粪便干硬易造成肛裂

可能大家对痔疮更熟悉一些，网上有"十男九痔，十女十痔"的说法，但对于肛裂，大家可能不是很熟悉。

肛是肛管，裂是裂开。简单来说，肛裂就是肛管裂开了，比较学术的说法就是消化道出口从齿状线到肛缘这段最窄的肛管组织表面裂开，形成小溃疡，方向与肛管纵轴平行，呈梭形或椭圆形，长约0.5～1厘米，常引起肛周剧痛。肛裂最常见的部位是肛门的前后正中，以前正中为多。此病多以年轻人为主，尤其"青睐"女性，女性发病率约为男性的1.8倍，为什么会有这么尴尬又痛苦的病呢？原因主要有三，分别是大便异常、内括约肌痉挛及解剖缺陷。三个原因中，最主要的就是大便异常。

肛裂首先是因为来自外力的冲击或摩擦。粪便又粗又干又硬，排出困难，肛门适应性又不好，在这种情况下，肛门就会受伤。就好比一根棍子要通过一个弹性不好的塑胶环，棍子硬，没弹性，偏偏这个塑胶环弹性也不好，强行通过的下场就是塑胶环裂开。一样的道理，肛门就是这样裂开的。

需要注意的是，有研究发现，不仅是便秘会导致肛裂，长期腹泻也会导致肛裂，但是这种情况不太常见，不过还是做一下提醒。

痔疮

说起痔疮大家就不陌生了。正如上文中提到的"十男九痔，十女十痔"，还有一说是"十人九痔"。在我国，痔疮是最常见的肛肠疾病。

痔疮的病因不明，最广为流传的是静脉曲张学说。该学说认为痔是直肠末端黏膜下和肛管皮肤下的静脉丛淤血、扩张和屈曲所形成的柔软的静脉团。不过现在被接受的另一理论是Thomson的肛垫下移学说，认为痔原本是肛管部位正常的解剖结构，即血管垫，是齿状线及以上1.5厘米的环状海绵样组织带。只有肛垫组织发生异常并合并有症状时，才能称为痔，这种时候才需要治疗，治疗目的是解除症状，而非消除痔体。

痔疮的病因确实有些模糊不明，但它的诱因却很清楚。便秘是其中之一，另外还有久坐久立，长期饮酒，进食大量刺激性食物等，这四种是主要诱因。

我身边也有许多患有此病的朋友，有一位曾跟我描述，她患上这个病主要是因为上初中的时候喜欢吃方便面，不是一般的喜欢，是特别喜欢，每顿都吃，虽说是在住校，但是自己带的吃的老师也不怎么管，她那会儿带了很多方便面，一个星期的量，一日三餐都吃方便面。她不仅吃方便面，还不喝水，一个星期里只有口渴的时候才会喝一些，大部分时候都不喝水。可想而知，她那段时间大便也不怎么好，结果在某天早上大便的时候，她一低头发现自己身下一滩血，她还纳闷这是月经来了吗？用纸擦拭后发现是肛门在出血，吓得她以为自己得了什么不治之症。她同学也都很害怕，纷纷劝她去医院看看，她说那时候吓得都快要写遗书了，后来知道是痔疮，了解了很多，现在也学会怎么和痔疮和平相处了。

还有另一个女性朋友，她喜欢吃辣，不是四川人，胜似四川人，每顿饭的碗里都红艳艳的，无辣不欢，平时还抱着辣椒碗吃辣椒。我也劝过她，我问她你不是有痔疮吗？为什么还吃这么多辣椒？她说她也控制不住自己，而且她吃了辣椒后大便会更顺畅。我纳闷地问她："你的肛门疼不疼？"她老老实实地回答说疼，每次上厕所都疼。我说那还不戒了吗？她说控制不住。这个朋友真是没少让我操心，怎么劝都戒不掉辣椒，最近好一些了，吃得比以前少了一些，但还是戒不掉。

痔疮疼起来是非常疼的，脸色苍白，坐立不安。疼得路都走不成的也大有人在，你吃得不好，大便就不好，大便不好，肛门就受罪。所以，为了肛门的健康，大家一定要注意粪便情况和饮食习惯，另外还要多加锻炼。

我的"小心肝"

人体内最大的解毒器官是什么？是肝。

有人会说，欸？说便秘呢，提肝做什么？

便秘，大便干结，粪便停留在肠道时间过长，异常发酵、腐败后，会产生许多毒素，这些毒素会被肠道重新吸收，有毒物质回到肝脏，久而久之，会损伤肝脏的功能。如果肝脏功能减退甚至严重低下，后果不言而喻。

我的脸上……长斑了

长期便秘会加重肝脏的负担，肝是解毒用的，毒素排不出又解不了，积聚在体内，你说会有什么后果？我来告诉你，这样会使机体内分泌系统功能异常，激素代谢失调，从而导致面部色素沉着不正常，出现黄褐斑和痘痘。爱美的女性一定不会让这种情况出现的，我的女性朋友们平时因为吃辣上火，脸上冒出一个痘痘就紧张得要死，明明知道一两天或者一两周就好了，但还是紧张得天天对着镜子看来看去，如果是因为便秘长斑、出痘痘，色斑和痘痘就不会像上火那样随随便便消失，不知道她们又会紧张成什么样子。

你不仅会变丑，还会变胖

这个标题有点伤人啊，但却是不争的事实。便秘会让你长斑、长痘痘，而且会让你变胖。因为粪便在肠道内反复被吸收，有毒的、没毒的、有用的、没用的，会重新被机体吸收得干干净净，结果就是变得又丑又胖。

老年人最怕的高血压

便秘会导致高血压，由于便秘使胆固醇排泄受阻，血液中胆固醇含量会上升，胆固醇会侵袭血管使之发生硬化。血管硬化，管径变细，外周阻力增加，从而引发高血压。便秘会引起高血压，在患高血压的情况下，若还不着手解决便秘问题，如厕时不自觉用力，就会使血压飙升，出现脑中风，严重者还会猝死。这不仅对老年人来说十分危险，对年轻人同样危险，曾有报道说一青年因大便用力过猛导致肾错位，所以，便秘不仅对老年人危害巨大，也对青年人的健康造成不小的威胁。

胆也会被连累

粪便会带走大量胆固醇，而便秘者因排便不畅，胆固醇排泄受阻，容易在胆囊中沉积形成胆结石，所以你会发现便秘兼患胆结石的人比较多。

肠道也受不了

粪便在肠道中停留时间过长，增加了肠黏膜与致癌物质的接触时间，这会导致什么呢？答案简单明了，会引发肠癌。

五脏受伤

便秘会让粪便中的有害物质反复吸收，这些有害物质也不仅仅损害肝脏一个器官，人体是一个整体，各个系统相互关联，血液循环会将营养物质及有"毒"物质输送全身，不仅肝脏受不了，其他脏器也受不了。五脏一天天被"毒素"侵蚀，功能也会减退，最终可能会引起其他疾病。

心脏和大脑都不舒服

便秘的时候如厕会下意识地用力用力再用力，这样会增加腹压，屏气用力排便几乎是个条件反射，但是这样做会诱发心绞痛、心肌梗死和脑卒中。大便不好会让你的心脏和你的大脑同时受委屈，别看大便只是大便，它可是与你的健康息息相关。

卵子会离开你

长期便秘女性的肠道会分泌一种物质，干扰下丘脑－垂体－卵巢系统，这个系统受到干扰会影响排卵，排卵被妨碍，生育机会就会随之降低，想当妈妈的愿望也会随之落空。

乳房也会受影响

女性一定非常爱护自己的乳房吧，你可能会奇怪，便秘的问题跟乳房有什么关系，其实这牵涉到发病率的问题。研究表明，每周排便次数在2次以下的女性，乳腺癌的发病率要比每日排便者高出2倍，肥胖妇女兼有便秘者乳腺癌的发病率会更高。医学专家检查结果表明，每天大便一次的妇女20人中有一人乳房细胞发育异常，而每周大便少于2次者，

4个中便有1人乳房细胞发育异常。爱护乳房很有必要，爱护肠道也很有必要。

痛经也会找上你

天生痛经并且一直都很疼的女性应该不会占有太多比例，我上学的时候也只遇到过两个痛得很厉害，而且是自打有月经以来就一直这么痛的女孩子。便秘会增加痛经的痛感，你原本没有痛经但是如果有便秘的话，那痛经不久也会来了。如果你原本就有痛经的话，随着便秘的程度加重，时间延长，痛经也会变得越来越严重。这是由于长期盆腔肌肉刺激造成的。所以想要治疗痛经的女性，一定要照顾好自己的肠子。

性欲减退

长期便秘会引起性欲减退，男性会出现阳痿、早泄的症状，女性则会出现性冷淡或性高潮缺失的状况，导致性生活质量下降。

食欲不振

肚子中积聚着干硬的粪便，只进不出，肯定不会有食欲。曾有一报道，说一男子有20年没有排便，这20年间也正常进食，20年后被送上手术台，医生从他腹中取出重达30千克的包裹着干硬粪便的肠子。这条报道的真实性有待商榷，但仅凭描述，想想也是又恶心又可怕。

洋洋洒洒地列举了15条大便不好的"罪状"，看起来真是触目惊心，其实还没有说完。不可否认，肠道是人体非常重要的器官，主要负责吸收营养，与其他器官的联系也十分密切。所以，一定要照顾好自己的肠子，肠子舒服，自己才会舒服。

这样吃喝玩乐，你的大便能不干吗

有钱了，吃得就是好

现在的食物都是精细加工过的，粗粮不多见了，人们吃得也很讲究，但就是因为这种讲究，才会导致便秘的发生。没有粗纤维，肠胃蠕动减慢，粪便体积缩小，黏滞度增加，在肠内运动减慢，水分过度吸收，大便变硬，于是引起了便秘。

"吃"这个问题是便秘的关键所在。现在人们不仅吃得好，而且花样多。尤其是美食多，而诱人的美食更多。

路边的小吃摊不少见吧？夏天的夜市更是热闹非凡，夜市上的美食更是种类繁多，数不胜数。各大城市、各个地区都有自己的夜市，要是见过一次，亲自吃过一次，那种氛围应该是终生难忘的。但是，美食虽美味，不要太贪吃哦。且不说夜市上的食物来源不明，单说这夜市上多是辛辣、烧烤类食物，而这类食物会增加便秘的概率，还伤肠胃，但偏偏它又这么受欢迎，估计喜欢它的人都是痛并快乐着的吧。可是便秘对人体伤害太大了，所以该节制的时候还是要节制。

不过呢，也有人是不吃这些的，那就是爱美的减肥人士。可是大多数人都不会健康科学地减肥，有一部分人是通过节食减肥的，但是你可知道，吃得少，也会导致便秘，并不仅仅是吃的精细，吃的干辣会便秘。食物的机械性、化学性刺激不足，同样会引起便秘。

我知道喝水好，但是会忘记嘛

水是生命之源，白开水乃万药之本。水对人类来说是非常重要的资源，但是稍加注意就能发现，年轻人几乎都不爱喝水。一位老中医告诉我说，她很少见过哪个年轻人爱喝水，一是年轻人经常因为其他事情忘记喝水，二来他们觉得即使一天没喝水或者很少喝水也没多大影响，充其量就是渴一些，再者，喝水喝多了还去厕所。所以年轻人很少喝水，几乎都是等到自己感觉口渴的时候才想起来喝一口水。但是，在你感觉到口渴时，说明你的身体已经极度缺水了，长此以往，缺水情况会越来越严重，给我们埋下了巨大的健康隐患，比如容易导致机体疲劳，会出现偏头痛、乏力、工作效率下降等，经常饮水不足也是引起肾结石的重要因素，而便秘，也是因为不经常喝水，机体缺水引起的。本来吃得已经很不健康了，还不好好喝水，你不便秘谁便秘？

相反，如果好好喝水，可以刺激胃肠的蠕动，软化大便，起到预防便秘的作用。记住，饮水要少量多次，而且要主动喝水，不要等到口渴的时候再去喝水。至于什么饮料、酒，都别喝了，饮料里有色素、糖精等添加剂，都不是什么对人体有益的东西，而且饮料越喝越渴。所以从现在开始，好好喝水吧。

玩得开，通宵就是嗨

大家都清楚，便秘是老年人的常见症状，主要是由于随着年龄增加，老年人的食量和体力活动明显减少，胃肠道分泌消化液减少，肠管的张力和蠕动减弱，腹腔及盆底肌肉乏力，肛门内外括约肌减弱，胃结肠反射减弱，直肠敏感性下降，使食物在肠内停留过久，水分过度吸收引起便秘。而年轻人虽然吃得多但是动得也多，胃肠和他们的年龄一样都还很年轻，所以年轻人一般都不会担心自己会便秘。但是你可知道，其实在年轻人里，便秘的也不在少数。

年轻人的生活习惯大多不规律，在学校可以做到早睡早起或者晚睡早起，或者晚睡晚起，但是一般都不会错过上课时间，少数除外。但是一到周末，或者一到假期，他们的睡眠时间就会无限延长，上个厕所都不想出被窝，也正是因为如此，会错过排便时间。一般人都是早晨排便，其他人也有其他时间段排便的，个人体质不同，生物钟也不大一样。拖延排便会使生物钟紊乱，直肠敏感性下降，长此以往，就算有粪便进入直肠，也不能引起有效的神经冲动，使排便反射不能产生而引起便秘。

那为什么年轻人都不愿意起床呢？因为睡得晚，"白天睡不醒，晚上睡不着"已经是多数小年轻的常态，晚上才是他们真正清醒的时候，熬个夜、通个宵根本不算什么，但是不良的生活习惯、睡眠不足，都是造成结肠蠕动失常和痉挛性收缩的罪魁祸首，结肠不舒服，你如厕也甭想舒服。

正常情况下，年轻人体内总水分占体重的60%左右，老年人为45%～50%。年龄的增长以及饮食不规律、熬夜等不良生活习惯会造成身体水分缺失而引起细胞萎缩，使肠道水分减少。肠道水分缺失，大便就会干燥、结块，同时肠道壁干涩，粪便通过肠道不顺畅，自然而然就会导致便秘。

长点心吧，年轻人，虽然年轻，但是并不代表你就能随意吃喝玩乐，身体健康才是最重要的，吃好喝好睡眠好，和便秘说再见吧。

 ## 告诉你几个排便穴

我们身上有许许多多的穴位，每一个穴位都有自己独有的治疗作用，但一条经脉上的穴位大多都有相同的作用。现在我来告诉大家几个排便穴吧。

手阳明大肠经之商阳穴

十二经脉都有自己的名称，十二经脉的名称主要是由阴阳、五脏、手足三部分组成，就比如这条手阳明大肠经，有手，有大肠，有阳明。

手阳明大肠经上有一个井穴名为商阳，别名绝阳，在食指末节桡侧，指甲根角旁0.1寸。对解剖不了解的人就不太清楚这个桡侧是哪一侧，其实就是靠近大拇指的那一侧，而靠近中指的那一侧是尺侧。

你一定知道你的小臂是由两根骨头组成的，你大拇指那一侧的骨头叫作桡骨，而你小拇指那一侧的骨头叫作尺骨。每根手指的桡尺两侧就是这么来规定的。所以，商阳穴是在食指的桡侧，也就是靠近大拇指那一侧，在指甲根角旁0.1寸处。你肯定有疑问，这个0.1寸我怎么判别啊？其实这个0.1寸几乎可以忽略不计了，因为你是用指甲掐它的，不是用针灸针刺它的。不过可以告诉大家"手指同身寸定位法"中的一个方法——你的大拇指指关节的横度是1寸，0.1寸就是它的十分之一。

在商阳穴的主治功效中并没有涉及通便，通便是归属于保健养生一类，因为商阳为大肠经井穴，掐一掐商阳穴能旺盛大肠经的气血，调节消化道功能，加快人体新陈代谢，对身体有强壮补益的作用。用刮痧板分别刮拭食指、小指，从指根部刮至指尖，重点刮拭商阳穴，可以促进肠道蠕动治疗便秘。平时没事也可以掐一掐商阳穴。

手太阳小肠经之少泽穴

少泽穴在小指末节尺侧，指甲根角0.1寸，是手太阳小肠经的井穴。井，地部孔隙也。本穴属井，是因本穴有地部孔隙连通小肠经体内经脉，故为小肠经井穴。穴内物质为小肠经体内经脉外输的经水，每天定时按少泽穴可以提高小肠的运动功能，改善便秘。

手少阳三焦经之液门穴

液门穴是手少阳三焦经的常用腧穴之一，位于手背部，第4、5指间，指蹼缘后方赤白肉际处。赤白肉际处指哪里呢？你可以张开自己的五指看看指缝，你可以看到指缝间有很明显的两个不同的颜色，就像晒痕一样，手背颜色更深一些，手心浅一些，这个颜色变化的地方，就是赤白肉际处。而液门穴就在无名指与小拇指指缝间赤白肉际处。难以排便时掐按此穴能起到一定作用。

本穴属水，指本穴气血物质运行变化表现出的五行属性。本穴物质为关冲穴传来的凉湿水气，在本穴表现出水的润下特征，故其属水。每天掐按液门穴可使体内湿气加快散去，改善便秘，使排便通畅。

手阳明大肠经之合谷穴

合谷穴很多人都听说过吧，其实就是虎口，在手背，第1、2掌骨间，当第二掌骨桡侧的中点处。还有一个简便取穴的方法，用一手的拇指指骨关节横纹，放在另一手拇、食指之间的指蹼缘上，此时拇指尖下就是合谷穴。

合谷又叫含口，含，意为包含，容纳。口，脾胃之属。含口意思是本穴的气血物质有脾土的长养特性。本穴物质为三间穴传来的天部水湿之气，由本穴外传时也是以风木的形式横向外传，但由于其水湿之气有温热之性，因而还有部分水湿之气气化上行于天，表现出脾土的长养特性，故名含口。所以按压合谷穴可以消除气中的热性，降低燥度，减少上火次数，软化粪便。

大便不好排，就会一直"毒"着你

手阳明大肠经之二间穴

便秘看似是大肠的错，其实主要还是你自己的错，大肠也不过是受害者，但是便秘主要部位是大肠，所以介绍大肠经的穴位会比较多。

二间穴是手阳明大肠经的荥穴，位于手指，在第2掌指关节桡侧远端赤白肉际处。有一个简便取穴的方法，手握拳，将虎口这一侧朝向你，食指与手掌相接的地方有一凹陷，二间穴就在这里。

二间穴是大肠经经气分清降浊的部位，商阳穴传来的温热水气是此穴主要物质，掐按可使体内湿气加速排解，缓解大便干燥，解救便秘。

手太阳小肠经之阳谷穴

阳谷穴位于腕背横纹尺侧端，在尺骨茎突与三角骨之间的凹陷处。也就是说，此穴在小拇指侧的手腕部，在摸自己手腕的时候，小拇指侧手腕部能摸到一个突起的骨头，这就是尺骨茎突，尺骨茎突和手掌交接的地方有一个凹陷，就是阳谷穴，很容易就能找到。

本穴物质为腕骨穴传来的湿热水气，至本穴后进一步吸热胀散，胀散之气上炎天部，有火的炎上特征，故其属火。每天按阳谷穴可以通经络，此穴是手太阳小肠经的常用腧穴之一，经常掐按可以改善小肠的功能。

经外奇穴之阑门穴

阑门穴不在十四经脉之中，它属于经外奇穴之一。经外奇穴指不归属于十四经脉，但具有一定名称、固定位置和一定主治作用的腧穴，简称为奇穴。

那十四经脉又是什么呢？其实就是手三阳经、手三阴经、足三阳经、足三阴经及任督二脉。前四者分别包括手阳明大肠经、手太阳小肠经、手少阳三焦经、手太阴肺经、手厥阴心包经、手少阴心经、足阳明大肠经、足太阳膀胱经、足少阳胆经、足太阴脾经、足厥阴肝经、足少阴肾经。

阑门又叫水上、吉新，在腹部正中线上，脐上1.5寸处。为方便大家能找到这个穴位，我在这里介绍一种名为"一夫法"的测量方法。一夫法又名横指同身寸法。即以患者第2～5指并拢，中指近侧指间关节横纹水平的4指宽度为3寸。1.5寸是它的一半，每个人的1.5寸不一样，不信你可以自己试试看。

阑门穴在任脉的水分穴与下脘穴之间，此阑门非彼阑门。可能看过相关书籍的朋友知道在阴茎根旁开三寸处还有一穴名为阑门，那个只是同名奇穴，与腹部的这个阑门并没有其他关系。

肚脐上面的阑门穴在解剖学上是大小肠交会的地方，也是食物被消化后食糜容易停滞的地方。因此按压这个部位，对促进胃肠蠕动、发挥脾胃的升清降浊功效有很好的作用，能有效防止便秘。

以上几个穴位大家可以按揉或者掐按，但是个人体质不同，如果在按压时出现不舒服的情况就停止按压，希望能帮到大家。

 ## 把最大的排"毒"器官吃通畅

人体最大的解"毒"器官是肝脏，而最大的排"毒"器官是肠道。肠道担负了人体大部分的排"毒"任务，它本身充满褶皱，是人体大部分"毒素"与代谢物集中的大本营。然而，由于现代人饮食过于精细、饮食不规律、饮食安全等问题，以及亚洲人的肠道更加长而弯曲，造成肠道中很容易暗藏"毒素"，"毒素"停留时间甚至超过72小时，本来最大的排

"毒"器官反而成为了藏污纳垢的大本营。那么，如何省时省力地让这个人体最大的排"毒"器官通畅呢？最省事省心的办法是吃。可是，吃也是大有讲究的，吃什么，怎样吃才能把肠道吃健康，吃通畅呢？

采得百花成蜜后，为谁辛苦为谁甜

勤劳的小蜜蜂，我们永远都记得你们的贡献。为人类辛苦，人类享受其甜，我们会永远感谢你们。

这里要说的主角是蜂蜜。仅仅是谈起蜂蜜，心里就甜滋滋的，蜂蜜不仅只有甜一个优点，还有许多其他功效。

美容养颜、润肺止咳、改善睡眠、保护肝脏、保护心血管、消除疲劳、润肠通便等，一般人都能说上来一大堆，其中润肠通便就是我们今天的重头戏。

为什么蜂蜜具有润肠通便的功效？这是由于蜂蜜中糖分多，主要是多聚糖，而肠道益生菌的定植生长就依赖于多聚糖，多聚糖还能抑制有害菌的繁殖，保证肠道微生物的平衡状态，促进肠道的润泽和蠕动等，从而利于排便。而且，蜂蜜中含有丰富的维生素、矿物质和酵素类物质，酵素可以帮助人体消化、吸收并加强新陈代谢，所以便秘的时候可以来一杯蜂蜜水，帮助你的肠子通畅。

生命之源——水

天地万物都离不开水的滋润，水是世界上最珍贵的资源之一，平时我们感觉不到水的短缺，但其实，有许多地方的人连干净的水都喝不上。而水是我们现在能得到的最廉价也最昂贵的资源。

喝水是最简单的通便方法，虽然这可能会让你小便的次数变多，但不可否认的是它的确简单易行。每天早上起床刷牙后喝一杯温开水，能帮助你润肠通便。平时多喝水，除了满足人体的需要外，也能帮助你软化粪便。除此之外，利尿、排毒、消除体内废物都离不开它。女士多喝水还可以美容，这是最简单、方便，也是最廉价的美容方式了。要想使皮肤能变得水水润润，爱美人士不能不喝水哦。

碗里绝对不能少蔬菜

蔬菜绝对是广为人知的通便神器，尤其是菠菜。我有个朋友小的时候不听话，不爱喝水，总是干吃方便面，如厕有时就比较困难，跟他妈妈反映后，除了被数落一顿，妈妈剩下的话就是"多吃点菠菜"。

一般蔬菜中都含有纤维，能扩充粪便体积，促进肠蠕动，这样就能防止便秘的发生。而菠菜素有"营养模范生"之称，富含类胡萝卜素、维生素C、维生素K、矿物质、辅酶Q_{10}等多种营养素。因其含有大量的植物粗纤维，具有促进肠道蠕动的作用，利于排便，而且能促进胰腺分泌，帮助消化，所以有痔疮、便血、习惯性便秘的人群要多吃，但是脾胃虚寒者不宜多吃。最重要的是，菠菜对于痔疮、慢性胰腺炎、便秘、肛裂等病症是有一定治疗作用的，是不是很多人的福音呢？

白菜也是要多吃的。白菜和菠菜一样，随随便便就能买到，价格也不是很昂贵，但是白菜能够解毒除热，通利肠胃，而且含有糖类、脂肪、蛋白质、粗纤维、钙、磷、铁、胡萝卜素，白菜还含有丰富的维生素，如维生素B_1、维生素B_2、维生素C，其中维生素C的含量比苹果、梨分别高出5倍、4倍，而且白菜含有的微量元素锌高于肉类，并含有能抑制亚硝酸胺吸收的钼。其中的维生素C大家应该很熟悉，可以增加机体对感染的抵抗力，用于坏血病、牙龈出血、各种急慢性传染病的防治。而白菜中含有的纤维素可增强肠胃的蠕动，减少粪便在体内的存留时间，帮助消化和排泄，通便力强，促进排毒，还能帮助减轻肝、肾的负担，还可防止多种胃病的发生。

瞧瞧，这么一个随处可见、随手可得的蔬菜竟有这么高的营养价值，有这么多的用途，我们还有什么理由不重视它呢？

碗中不仅要有绿，还要有白

绿色的是绿叶蔬菜，白色的是白萝卜。没错，白萝卜也有润肠通便的作用，萝卜又叫莱菔，分红白两种，所以，中药里那味叫莱菔子的药，就是萝卜的种子。

萝卜虽然也是家常菜的一种，但是它的医用价值很高。现代研究认为，白萝卜含有芥子油、淀粉酶和粗纤维，具有促进消化、增强食欲、加快胃肠蠕动和止咳化痰的作用。而中医认为，白萝卜味甘、辛，性凉，入肝、胃、肺、大肠经，具有清热生津、凉血止血、下气宽中、消食化滞、开胃健脾、顺气化痰的功效，本草纲目称之为"蔬中最有利者"。

白萝卜含有大量的纤维素和膳食纤维，叶子中更是含有十分可观的植物纤维，这些植物纤维可以促进肠胃的蠕动，消除便秘，起到排"毒"的作用，若"毒素"能顺利排出，皮肤粗糙、粉刺等情况就能得到明显改善。

每天来点坚果

说起坚果，不知道大家能想起来什么，我只能想到"贵"这个形容词。不过，坚果虽然贵，但的确是有真价值。

坚果是闭果的一个分类，果皮坚硬，内含1粒或者多粒种子，如板栗、杏仁等的果实。坚果是植物的精华部分，一般都营养丰富，含蛋白质、油脂、矿物质、维生素较高，对人体生长发育、增强体质、预防疾病有极好的功效。

坚果中有一个叫作霹雳果的家伙，它所含的脂肪是一种植物良性脂肪酸，可促进肠道蠕动，润肠通便，消除慢性便秘。当然也不是只有它才有治疗便秘的功效，核桃、杏仁等坚果都有相同的作用，因为坚果中含有丰富的维生素 B、维生素 E、蛋白质、亚油酸、亚麻酸等，它们能够增加肠道中双歧杆菌的含量，连同植物纤维素一起，能刺激肠道蠕动，从而起到润肠通便、治疗便秘的作用。

坚果虽然贵，但是确实对人体有很大的好处，所以每天来点坚果吧。

长期大便稀溏，你身体的营养都没了

有人看到题目可能会产生疑问，大便稀溏是不是就是腹泻啊？不，两者是完全不同的。便溏指大便不成形，形似溏泥，俗称薄粪。而腹泻是一种临床常见症状，俗称"拉肚子"，指排便次数明显超过平日习惯的频率，粪质稀薄，水分增加，每日排便量超过200克，或含未消化食物或脓血、黏液。腹泻常伴有排便急迫感、肛门不适、失禁等症状。与腹泻不同，便溏一般排便次数可不增多，也可次数稍有增多。大便排泄不畅或大便黏滞不爽有排不尽的感觉，二者可同时存在，也可交替出现。

便溏是一种疾病，有一说是中医称为便溏的疾病，西医称其为慢性结肠炎，其实两者也是完全不一样的。

怎么看是不是便溏

便溏的临床症状很简单，主要表现为大便时溏时泻，迁延反复，完谷不化，饮食减少，食后脘闷不舒，稍进油腻食物则大便次数明显增加，面色萎黄，神疲倦怠，另外还有舌淡苔白，脉细弱的症状。上述的临床症状可供参考。

第五章

为什么会便溏

大便稀溏首先是脾胃的原因。中医认为，脾胃五行属土，属于中焦，同为"气血生化之源"，共同承担着化生气血的重任，是后天之本。脾胃有病，消化不好，大便自然稀溏。

生活习惯不好也会导致便溏，如果你夏天经常吹空调，一整天都在空调屋里不愿意出来；如果你经常喝冷饮，不喝热水；如果你经常窝在家里，不愿出门，更不必说锻炼了；如果你是一个无肉不欢的人，碗里永远都是肉，没有或少有蔬菜，那恭喜你中招了，你的脾胃一定不会好。脾胃不好，大便怎么可能会成形？脾胃不好，营养又怎么吸收呢？

便溏很可怕吗

便溏当然可怕，大家不要简单认为便溏不就是大便稀一些吗，大便次数也没有增加，又不像腹泻那样一趟趟跑厕所折磨人。如果这样想就错了。

民以食为天，要想这个天不塌，除了保证食物供应，你还得有一副好肠胃才行。大便稀溏的主要原因就是脾胃虚弱，中医认为脾胃是气血生化之源，胃更有"水谷之海"的盛名。而在西医上，胃肠是消化器官，脾是免疫器官，胃负责分泌胃酸，把食物消化成食糜，肠道更是不得了，它不仅是人体最大的消化器官，还是人体最大的排"毒"器官，不仅如此，它还负责营养的吸收，大部分的消化作用和几乎全部消化产物的吸收都是在小肠内进行的，大肠主要浓缩食物残渣，形成粪便，再通过直肠经肛门排出体外。

了解了它们的作用，你就会知道便溏究竟会有多可怕，便溏的原因是脾胃不好，而脾胃不好的后果，不管是从中医还是西医上来看，都绕不开"营养不能吸收"这几个字，脾胃长期虚弱，你的身体就会一点点消瘦下去，面色萎黄，气色极差，形容枯槁，免疫力低下，疾病缠身。

男性如果脾胃不好，就会身形消瘦，精神萎靡，没有活力，整日一副病恹恹的样子，没有力气，工作也做不好。而女性脾胃不好更是会带来可怕的后果。脾胃不好的女性一般身形消瘦，但这类人群不要急着开心自己瘦下来了，因为这是十分可怕的事，脾胃不好导致你的乳房没办法好好发育，身材消瘦见骨，可能化妆品会象征性地弥补一下你气色不好的问题，你的身材缺陷可能会被文胸、衣服掩盖一下，但是你的生育会成大问题。消瘦又缺乏营养的你月经紊乱，量少色淡，气血不足，根本没办法生育，如果强行怀孕，营养跟不上，连带着胎儿受累不说，你自己也要面临巨大的生产风险。你的孩子可能会早产，你自己可能会躺在手术台上九死一生，也有可能永远都醒不过来了。

由此可见，便溏真的很可怕，看起来似乎只是粪便不成形的小毛病，但它反映了大问题，便溏会慢慢侵蚀你的身体，你的抵抗力会一天不如一天，各种疾病都会来到你的身边问候你，到时候，你哭都没地方哭。

脾、胃、肠不管是从中医还是从西医上来说，真的是非常重要的器官，好好爱护它们，不然你一定会后悔的。

大便稀溏怎么办

我在上文已经讲过了大便稀溏的危害，朋友们是不是看完还心有余悸呢？没关系，虽然大便稀溏确实很可怕，但是魔高一尺，道高一丈，有问题就会有方法，没有方法也会寻找方法，现在来聊聊怎么对付大便稀溏。

大便稀溏要解决也很简单，但问题是很多人不能坚持，只要能坚持，一切问题都能慢慢好转。

万变不离其宗——饮食习惯

解决大便稀溏的问题首先要调整饮食习惯。吃饭一定要定时定量，不能这顿不吃下顿吃，也不能饿一顿饱一顿，这些都会伤害你的肠胃，你这种做法和虐待你的肠胃也没有差别了，如果你的肠胃是人的话，估计就要报警了，所以好好对待你的肠胃吧。

吃吃吃，食疗是重点

先来说说主食，还是那句话，面条比米饭好消化，所以要尽量选择吃面条，当然也不仅仅是面条，好消化的面食都可以吃。另外，因为大便一直稀溏会带走身体的营养，所以要及时补充，不能让自己处于营养不良状态。最好的选择是优质高蛋白食物，比如豆制品、鱼肉、禽类、蛋类等食品都可以适当多吃一些。但是禁吃脂肪类食物，因为脂肪食品会加重消化道负担，特别是油脂的润滑通便作用会加剧大便稀溏，所以脂肪类食物是一大禁忌。

其次就是吃一些脱水食品，因为便溏的一部分原因是肠道吸收水分能力变差了，那就少吃一些含水分多的食物，而且可以在食物中加入酸涩食品，像乌梅、橘子、石榴、萝卜、扁豆、牡蛎、淡菜等，都有涩肠止泻的功能。然后，可以多喝粥，喝粥对脾胃虚弱患者有好处，小米粥、红枣粥、八宝粥等都可以。接下来要记得，饮食要充足，这里的充足并不是要你无节制地吃，吃到撑的那种，那样你的肠胃负担会更大。饮食充足是要你别饿着自己，不能因为怕便溏就不吃东西。

最后，如果你去检查身体发现便溏是细菌感染引起的话，除了吃医生给开的药外，自己平时吃饭可以加一些大蒜和洋葱，也可以起到一定的治疗作用。

迈开腿

除去这些食疗，锻炼也十分必要，锻炼身体的好处就不用多说了吧，还有谁不了解锻炼身体的必要性呢?

锻炼身体可以延年益寿,强健体魄;可以提高新陈代谢,让器官更快地更新,减少疾病的发生;还可以提高免疫力,对抗疾病;还能够改善体形;除去这些,锻炼身体还可以放松精神,缓解疲劳;而且锻炼身体还有一个非常神奇的作用,就是可以交朋友,使帮助我们变得开朗,提高自信。所以不要太懒惰,动起来,生命在于运动嘛。

笑一笑,比什么都有效

大家应该知道锻炼身体也是会让人感到开心的吧,没错,锻炼身体的好处也包括这个。锻炼身体也能起到调节情志的作用,中医最是注重情志,所以保持好心情也十分必要。经常出去走走,可以发现许多有趣的事情,如果不喜欢出门,在家里看看综艺节目也是可以的,有很多好玩的东西等着逗你笑呢,做一些自己喜欢的事情,让自己的心情保持舒畅也是很重要的。所以经常笑笑吧。

不过需要注意的是,如果大便稀溏的情况十分严重的话,一定要去就医,你可以按自己的喜好选择西医或是中医,不过我推荐用中医调养一下,让自己拥有一副好肠胃比什么都重要。

 ## 告诉你吧,大便不好与癌症是亲戚

大便的事不是小事。上文说过,如果粪便在肠道中停留时间过长,会增加肠黏膜与致癌物质的接触时间,后果是会致癌。那这样看,似乎腹泻会好一些,果真如此吗?让我来告诉你,你太天真啦!

大肠：癌症的吻真可怕

腹泻与便秘相互交替出现是大肠癌的一个特征，而且大肠癌的一个不可忽视的预兆是排便习惯的改变。本来排便正常，说早晨就早晨，说晚上就晚上，如果毫无预兆的，一天之内的排便次数突然增多，而且经常感觉肛门坠胀，并伴有腹部隐痛，那就要小心了，你很有可能是得大肠癌了，肛门坠胀并不一定就是湿热下注的表现，不要掉以轻心，有空就去医院检查，如果是湿热下注那就放心了，如果不是那就要积极治疗了。

大肠癌分为结肠癌和直肠癌两种，直肠癌更为常见一些，由于癌肿的刺激，直肠癌的患者大便次数会增加，每次排便不多，甚至没有粪便，只是排出一些黏液、血液，同时伴有排便不尽感。值得注意的是，虽说直肠癌患者大便次数改变是最明显的特征，但粪便性状改变也是其特殊特征，比如粪便变成细条状等，如果发现这种情况就必须去医院了，绝对不能拖着。

而结肠癌患者排便习惯改变不如直肠癌患者那么明显。但是，便秘是结肠癌患者较常见的症状之一，部分患者会出现便秘与腹泻交替出现的症状，有的患者是大便开始时干燥但末段变稀，还有一部分患者是以腹泻为首发症状，同时一天排便次数增多，可为黏液血便、黏液脓血便或稀薄的溏便，有些患者可伴有里急后重感，也就是下腹部不适，很想解大便，然而又无法一泻为快，总是感觉解不尽，大便黏滞不爽。

大便不好不仅是肠子的事，也是胃的事

胃癌的特征是腹泻伴随恶心。临床研究表明，多数胃癌患者伴有腹泻的症状。这种腹泻的感觉和普通腹泻感觉不一样。胃癌所引起的腹泻常伴有上腹部胀痛，而且不会有便秘的表现。同时，胃癌患者还会出现轻微恶心、胃灼热感及食欲不振的症状。

大便不好和肝脏关系很大的

之前说过，便秘会让粪便中的毒素反复吸收进入人体，最后到达肝脏，虽然肝脏也是解毒的，但是长此以往肝脏机能是会受损的。不仅是便秘，腹泻也是肝脏受损的预兆，调查显示，有一半左右的肝癌患者在确诊前有腹泻的症状。因为肝癌常常伴有肝硬化，这会造成门静脉高压或栓塞，使肠壁水肿、蠕动加快、消化吸收与分泌功能紊乱，导致腹泻。

胰腺癌也会导致腹泻

胰腺是一个消化器官，分为外分泌腺和内分泌腺两部分。外分泌腺由腺泡和腺管组成，腺泡分泌胰液，腺管是胰液排出的通道。胰液中含有碳酸氢钠、胰蛋白酶原、脂肪酶、淀粉酶等物质，它通过胰腺管排入十二指肠，有消化蛋白质、脂肪和糖的作用。作为一个消化器官，大便不好自然与胰腺也是有关系的。

胰腺癌一般是腹膜后肿瘤，当癌肿压迫或侵蚀腹腔神经丛时，除发生腹痛外，患者还会有腹泻、便秘、胃肠充气等消化道症状，而且腹泻时大便比较油，毕竟胰腺分泌的胰液是消化脂肪的。

肺癌有时也会反映到大便

肺癌也会引起腹泻，不过这种概率比较小。大家都知道肺癌是以胸部不适为突出症状，咳嗽、咯血、痰中带血或胸痛也都是其典型表现，但是部分患者是以腹泻为突出表现。这种情况很少见，但不是没有。

可是为什么肺癌会引起腹泻呢？明明是两个不相关的事物。其实是由于某些肺癌细胞会产生各种调节肽，这些调节肽是一种激素，这些激素直接进入血液循环，会使人出现类癌综合征，而腹泻就是一个突出的症状。

当然，并不是所有的腹泻都是癌症，也不是便秘一两次就会出现癌症，不要自己吓唬自己。很多时候你便秘是因为不好好喝水，不吃蔬菜，爱吃辛辣之物引起的；腹泻则是因为吃生冷硬的食物，或者腹部着凉引起的暂时性腹泻，而且很多时候，腹泻都只是肠胃的炎性疾病导致的，所以不要太过担心，但是，如果是没有任何预兆地出现了上述情况，还是去医院检查一下最为保险。曾有报道说，一男子腹泻一年没在意，一年后才去医院检查，结果被告知得了癌症。男子后悔不已，但是已错过最佳治疗时机。

看，命运最爱开玩笑，谁知道哪天就开到我们身上了，明天和意外，永远都不知道哪个先到来，对吧？

第六章

女人要直面两大健康问题

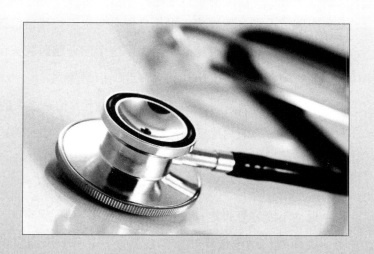

腿寒老来坐轮椅

拥有一双细白的大长腿是每个女人的梦想，但是，在这里提醒各位女士，一定要护好自己的双腿，以免寒邪找上它们！

寒气侵袭无知无畏，老来后悔双腿尽废

这真不是危言耸听，寒气对人体来说，绝对是一个不小的威胁。许多人到了冬天都会出现手脚冰凉的情况，但都以为是外界温度低导致的，属于正常现象也就没在意。这个说正常也算正常，说不正常也不正常。自然界温度降低，阳气衰弱，再加上人体自身阳气不足，温煦推动力弱，不能到达四肢，手脚自然冰凉。可是这说是病也不妨碍自己的生活，而且女生大多都是这样的，也没见谁专门为了这个问题跑医院去治疗的，会有什么大事儿？现在确实不会出什么大事儿，但是等到年纪大了，这毛病就出来了，女人本来阳气就弱，平时再不注意一下，怕是老去的时候会后悔啊。

如果大家在农村生活过的话，一般在冬季都能看到这种情形——一个老奶奶穿着厚厚的衣服，裹了好几层，坐在一张老旧的椅子上，悠闲地晒太阳，如果再细看，就会发现，老奶奶膝盖上多裹了一层，看起来异常笨重，根本不能好好行走，虽然笨重，但是这样穿保暖啊。大家看得多了，就会发现老奶奶这样穿的概率会更大，老爷爷反而没多少。这是为什么呢？因为女性更怕冷，更畏寒。

中医理论中有一个重要概念是阴阳，放在人身上，就是男性为阳，女性为阴，所以冬天女性手脚冰凉的多，男性则少见，但也不是没有。本来

女性就畏寒，有些人偏偏不好好保暖，也不好好锻炼，身体虚弱，阳气更衰，年轻时可能发现不了什么，等到老去的时候，这弊端就显露无遗了。你会像上文中的老奶奶一样，喜暖畏寒，屋子里暖和就在屋子里，阴冷天绝不出门，一直在温暖的家里坐着，等到太阳出来了，就出去晒晒太阳，但即使是晒太阳也要裹得厚一些，尤其是腿。什么广场舞、散步、买菜都变成了比梦想还遥远的东西，因为你的腿已经废了，不能走远路，不能负重行走。更有甚者，会在年轻时就直接表现出来。人一旦在年轻时候就有了老寒腿，那冬季就得好好保暖，漂亮衣服是穿不成了，怎么暖和怎么穿，怎么舒服怎么穿，反正不能卖俏了，保命要紧。

什么是腿寒？我只听说过老寒腿

腿寒表现为反复发作、久治不愈的腿部（多为膝关节）酸麻疼痛。每当天阴下雨或气候转凉时，许多患者膝关节疼痛会加重，这些患者以中老年人为多，因此腿寒也被称为"老寒腿"。

别以为它只是老年人的病，在冬天，我们上街随意走走就能看到许多漂亮的姑娘穿着靴子、棉裤袜、短裙或是短裤，外边一件小袄子，潇潇洒洒地在路上走，若你问她冷不冷，十有八九会说冷。但正如《海的女儿》中小美人鱼的外婆说的那样，美丽是要付出代价的。爱美的人群怎么可能会裹得像只熊一样在大街上晃，而且冷着冷着就习惯了。除了有些人天生耐冻外，三九天穿裙子果真是美丽"冻"人啊。但是这样继续下去，老寒腿就会不请自来，或者说你在冬天穿裙子，本身就是一种"邀请"——对老寒腿的邀请。

我前年去浙江的湖州南浔区义诊，当时正值12月左右，阴雨连绵，温度很低，很多年轻女孩子在骨科门诊排起了长队，她们的共同症状就是腿部酸麻胀痛而且还有沉重感，这就是老寒腿的征兆。

提醒一下，不要以为老寒腿只在冬季出没，在夏季打盹儿。它在夏天也会出现，在某个地方埋伏着，等着那些不小心的人类自投罗网，它会在哪里等着我们呢？那就是空调屋。空调是夏天的避暑神器，但是在空调屋里待久了，尤其是对着空调吹风的那些人，老寒腿也会找上门。

人还年轻，怎么就老寒腿了？真以为老寒腿只找中老年人？现在的年轻人也很对它的胃口啊，那些要风度不要温度的年轻人，不好好保暖，不注意锻炼，小心老寒腿流着口水迫不及待地扑倒你啊。

我不想让老寒腿折磨我，有什么办法吗

预防老寒腿的方法很简单，就是不要在冬天穿得太少，保暖最重要，要风度，更要温度，健康是自己的，保护好自己最重要。膝盖是腿部比较脆弱的部位，最好能想办法保护好自己的膝盖，穿厚一点也没什么，毕竟身体是自己的，不要在意别人的眼光，你是为自己而活，不是为其他人而活，你活在真实世界，而不是活在他人的目光里。

再者就是要多加锻炼，刚开始的话锻炼强度不要太大，免得伤到自己，最好能有专业人士的指导。老寒腿是一种慢性病，适度的体育锻炼可防止肌肉萎缩，增强腿部肌肉的力量。如打太极拳、慢跑以及做体操等，活动量以身体舒服、微有汗出为度，贵在持之以恒，半途而废是起不到作用的。

如果你已经不幸"中枪"了，平时的保暖是必要的，再者就是去医院做针灸、贴膏药、按摩等，这些方法都是可以对付老寒腿的，而且效果还都不错。另外就是不可缺少锻炼，接下来介绍几种锻炼方法。

抱膝仰卧起坐 仰卧位，将膝部弯曲提起，双手抱在胸前，前俯后仰10次为1组，每天练3组。好比不倒翁，可逐步加大角度，熟练后越摆劲越大。所以这种锻炼方法又叫"不倒翁伸筋法"。

做"飞燕" 俯卧在床垫上，慢慢抬起头部，尽量后仰，双腿并拢，双脚向后上抬起，整个人形似飞燕。老人可先完成头部动作，再抬腿，逐

步达到10个1组，每天3组。老师也教过我们这个锻炼方法，还在课堂上给我们放过视频，所以如果想要更直观地了解怎么做，也可以直接看视频。

伸懒腰　仰卧在床上，尽可能向上伸臂，向下伸腿，舒展腰部，做左、右侧弯活动，犹如伸懒腰，反复10次，每天3遍。

转呼啦圈　小年轻可以买一个呼啦圈来转一下，老年人虽然转不动，但是也可以做此锻炼，双腿稍分开，站立，双手在头后交叉，身体如同转动一个呼啦圈，左右扭转，使腰部肌肉、肌腱、关节得到伸展和牵拉。熟练后20个为1组，每天3组。

最后，可以练折返走，找一个自己觉得舒适的地方，最好平坦一些，免得磕绊到自己，否则就得不偿失了。先向前走100步，再退回来，根据自己的体力状况决定反复次数。每天可坚持走15分钟。

最后要提醒大家，因为老寒腿是一种"环境病"，并不是这次治好了，就再也不会复发，很多患者都是因为在阴湿寒冷的环境下工作或生活，或者平时不注意保暖才患上老寒腿的，就比如上文中的那些年轻人，经过治疗，病情可见好转，甚至症状完全消失。但是一旦遇上会诱发此病的气象环境，就很容易复发。因此，在冬季，老寒腿患者需要注意做好腿部的保暖工作，尤其注意膝关节的保暖。需要注意的是，一些怕热的老寒腿患者，夏天也会犯病。因为夏天天气热，他们喜欢长时间待在空调屋里，空调屋的温度可不高，有老寒腿毛病的人自然就遭殃了。

 腰寒真麻烦，风不敢见，凉水不敢摸

寒气无孔不入，不仅腿会遭殃，一不注意，腰也会被盯上。

真稀奇，听说过腿寒还没听说过腰寒

腰冷在中医上属于肾阳虚，我在前文已多次提到，中医里有一个重要概念就是阴阳，阴阳学说是古代中国人民创造的一种哲学思想，在中医里的应用是很广泛的，它渗透在中医学的各个方面，中医学虽然复杂，但都可以用阴阳来概括。以生理病理来看，正常的生理活动全是依靠人体内的"阳气"和"阴精"保持协调的结果，如果阴阳失调，发生阴阳偏盛偏衰现象，就会生病。都说治病求本，这个"本"指的就是阴阳，如中国的天文学、气象学、化学、算学、音乐和医学，都是在阴阳五行学说的协助下发展起来的。

言归正传，肾阳虚是中医学术语，谁也没听过西医说什么肾阳虚。肾阳虚是由于肾阳虚衰，温煦失职，气化失权所表现的一类虚寒证候，称为肾阳虚证。临床可有多种表现，最突出的表现是神疲乏力、精神不振、活力低下、易疲劳、畏寒怕冷、四肢发凉、身体发沉、腰膝酸痛、腰背冷痛、筋骨痿软等。

此外，由于肾藏精，主生殖，所以肾阳虚会使男女出现性功能减退的症状，具体状况为男性会出现阳痿、早泄等情况，女性则会反映到月经上，如经血量少色淡，甚至宫寒不孕等都是肾阳虚的表现。再者，因为肾开窍于耳，所以肾阳亏虚，也一定会有耳部的症状，如听力下降或耳鸣等。其他症状还有小便清长、余沥不尽、尿少或夜尿频多、记忆力减退、嗜睡、多梦、自汗，易患骨质疏松症、颈椎病、腰椎病等。值得注意的是，肾阳虚有一个非常特殊的症状就是五更泄，即黎明时分泄泻，肠鸣脐痛，在腹泻过后疼痛减轻，而且大便稀薄，混杂有不消化的食物。

别人不腰寒怎么就我腰寒

腰寒最主要也最明显的病因就是腰部受凉了，比如淋雨了，冲凉水澡了，冷天下水了，这些都是最直接的病因。而肾阳虚所导致的腰寒，其病因就有更多了。

素体阳虚 你平素阳气就虚弱，阳气温煦推动力不足，手脚冰凉是常有的事，身边朋友没有一个像你一样畏寒怕冷，冬天不用人提醒就早早地穿上了厚衣物，天气转凉你最敏感，夏天天气凉爽一些都要穿长袖，对冷空气很敏感，这样的你，阳气虚弱的你，肾阳虚也很正常。不仅肾阳虚，其他脏器早晚也会被累及。

年龄 我们都知道，随着年龄的增长，身体脏器的功能会慢慢衰退，就像生老病死一样，也是一种正常现象，虽说也算正常，但不能放任不管，年纪大造成的肾阳虚衰放任不管是不可能的。我们可以采取措施尽量挽救，阻止年龄因素对肾脏侵袭的速度。不做任何措施干预是不行的。

身体虚弱 疾病缠身、久病不愈的人，和素体阳气虚衰的人类似，但是比那些素体阳气虚衰但身体状况基本稳定的人情况更差，肾阳虚衰必定更加严重，腰寒的状况也会比一般人严重得多。

房劳过度 房事不知节制的人，肾阳肾精都不会充足，中医认为肾主生殖，所以，房事过度必然耗竭肾阳肾精。

你知道该怎么治疗你的老寒腰吗

注意保暖 与"寒者热之，热者寒之"的道理一样，腰寒就注意保暖，一定不能让腰部再次受寒。注意不要让自己碰凉水，女性尤其要注意，在月经期间更是不能受凉。阴雨天尽量不要出门或者穿戴整齐再出门。夏天也要注意尽量少碰或不碰冷饮，冰激凌也要尽量少吃或不吃。

拔火罐 拔火罐就是拔罐，对中国文化稍有了解的人都知道它的存在，是指以罐为工具，利用燃火、抽气等方法产生负压，使之吸附于体表，造成局部瘀血，以达到通经活络、行气活血、消肿止痛、祛风散寒等作用的疗法。拔火罐在中国有非常悠久的历史，早在成书于西汉时期的帛书《五十二病方》中就有关于"角法"的记载，角法就类似于后世的火罐疗法。而国外古希腊、古罗马时代也曾经盛行拔罐疗法。拔火罐的作用之一就是祛风散寒，所以拔火罐对于腰寒是有明显疗效的。

针灸 大家一定对针灸不陌生，这是我国传统医学的特色，它是针法和灸法的总称。针灸的治疗作用主要有三点，分别为疏通经络、调和阴阳、扶正祛邪。前面提到腰寒多为肾阳虚，用针灸可以使阴阳调和，使机体从阴阳失衡的状态向平衡状态转化，从而达到治疗腰寒的目的。

如果感到腰寒直接去医院咨询医生是最明智的做法，医生也会给你提出以上这些建议，只不过会根据你的情况做出更准确的判断，从而给你最正确的建议，如果已经有了腰寒的症状还是及时去医院看看吧。

宫寒的女人怎么当妈妈

女人有一个很重要的器官，每一个生命的到来都离不开它，胎儿的生长需要它，世界上任何一个华丽的宫殿都比不上它，它是每一个人都应该感恩的地方，它是我们在这世界上的第一个"家"，它是人类繁衍不可或缺的一部分，它是一个生殖器官，它的名字叫——子宫。

这个奇妙的地方是什么样的

子宫是产生月经和孕育胎儿的器官，位于盆腔中央，在膀胱与直肠之间。它可分为底、体与颈三个部分。宫腔呈倒置三角形，深约6厘米，上方两角为子宫角，通向输卵管。下端狭窄为峡部，长约1厘米。峡部在妊娠期逐渐扩展，临产时形成子宫下段。

子宫是女性独有的脏器，根据现代最新医学研究成果，子宫是女人的第六脏器，即女人有六脏六腑。它又叫胞宫、女子胞，是中医固有的名称，属于奇恒之腑。子宫这个名字首次见于《神农本草经·紫石英》："女子风寒在子宫，绝孕十年无子。"

会有"坏人"来骚扰我们的"家"吗

子宫很重要，这是毋庸置疑的，但不可避免的，总会有外邪侵扰它，作为我们在这世界上的第一个"家"，寒邪是它的一大威胁。

宫寒，顾名思义就是"子宫寒冷"的意思，但是你不会在任何一篇文献或是一本教科书里发现这个词，不过宫寒在老百姓中流传很广，知名度颇高。众所周知，宫寒会导致不孕，会让一个女性失去做母亲的资格，正如上文所引述的："女子风寒在子宫，绝孕十年无子。"

寒邪是中医里的一个致病邪气，喜食寒凉食物、碰触凉水、受自然寒邪侵袭等都可招致外来之"寒"侵入人体，邪气停留在人体中，阻滞经脉，侵袭脏腑，就会致病。脏腑自然包括子宫，也就是胞宫。这种寒邪多为实寒。相对应的还有另一种"寒"——虚寒。病理产物的寒邪积聚在人体经脉脏腑中也会致病。这种寒邪是由于人体脾肾阳虚，无法正常运化水湿而使寒凉之气停滞在人体经脉脏腑中产生的。所以我们平时所说的宫寒，无外乎这两者，是实寒或虚寒导致的一系列子宫疾病。

我是不是宫寒？我该怎么判断

宫寒会在女性的月经、受孕情况、产后状况及其他方面表现出来。

月经 寒邪对于月经的影响十分明显。因为寒邪属阴，阴阳二者本是处于一种动态平衡，现在外来或内在的寒邪侵袭，阴气亢盛，而阳气正常，那么阳气相对于阴气而言就要衰弱许多。阴邪嚣张异常，阳气衰弱，而气与血关系密切，气为血之帅，血为气之母。气血不足，就会造成月经量少、经血颜色淡、经期推迟，甚至闭经等情况。而寒邪凝滞，气血流动不畅，经期浮肿、痛经等也会随之而来。

受孕 上文提到，宫寒会影响月经，月经正常与否反映了排卵的状况，宫寒的女性月经都会推迟，经血少且颜色淡，甚至会闭经，这些都说明你的排卵出现了问题，没有排卵，再怎么埋头苦干，精子也找不到卵子，受精根本不可能。这只是不能怀孕的其中一个因素。我们听到宫寒想到的是子宫寒冷，子宫温度不够，就像人类不想住在南北极，宝宝根本不想在你的子宫里居住，就算是有幸怀上，也可能是宫外孕或会因为一些细微的意外而流产。如果对这种情况不管不顾，只是怀孕了流产，流产了再怀孕，长期下去，你会得习惯性流产。习惯性流产是个什么概念？给你讲个故事。

小张的妈妈一直想要小张和小张的妻子给自己添一个大胖孙子，但是小张的妻子总是会因为各种各样的原因不小心流产，这可急坏了一大家子人。最后一次流产时，小张的家人被告知小张妻子是习惯性流产，以后怀孕有些困难，如果怀上了要小心照看着。终于，功夫不负有心人，张夫人再一次怀孕了，这一次，家里人十分宝贝地照顾着张夫人，什么事都不让她做，终于怀孕四个月了，快稳住了，结果，张夫人有一次小解，坐在马桶上咳嗽了一声，您猜怎么着？没错，再次流产了。

习惯性流产，只听名字就知道，流产已经成为一种习惯，随时随地，任何一个小因素都会要了你腹中宝宝的命。

产后哺乳期 宫寒的女性在有幸怀孕并顺利产子后，会出现恶露淋漓不尽、产后腹痛等症状。产后恶露不尽的原因有很多，如子宫内膜炎、部分胎盘、胎膜残留，子宫肌炎或盆腔感染，子宫黏膜下或肌壁间肿瘤，子宫肌腺瘤，子宫过度后倾、后屈，羊水过多，胎盘过大使子宫肌肉收缩力减弱而影响子宫复旧等。宫寒的女性也会有此症状。产后腹痛是中医病名，孕妇分娩后，由于子宫的缩复作用，小腹阵阵作痛，于产后1～2日出现，持续2～3日自然消失，西医称"宫缩痛""产后痛"，属生理现象，一般不需治疗。但是若腹痛加剧，难以忍受，或绵绵不绝，疼痛不已，则需治疗，因为寒邪凝滞，气血不行，瘀阻胞宫，再加上气血两虚，所以会出现产后腹痛的症状。

其他杂病 宫寒导致的杂病主要是妇科病，如慢性盆腔痛、子宫内膜异位症、阴道炎、不孕等。其他表现还有小腹冷痛、遇热痛减、手脚冰凉、怕冷、腰酸背凉、大便稀溏、性欲降低等，这些都是寒邪所引起的。

为什么我会宫寒

先天因素 体质是中医专有概念，意为先天遗传和后天获得所形成的，人类个体在形态结构和功能活动方面所固有的、相对稳定的特性，与心理性格具有相关性。每个人的体质是不一样的，但体质也不是一成不变的，它在某个时刻会发生改变，一生会改变多次。需要注意的是体质对于疾病的发生发展来说是很重要的因素，在治疗过程中不可忽视。

有些女性平时很怕冷，对温度变化十分敏感，冬季手脚冰凉，总是暖不热，更有甚者连夏季也会出现手脚凉的情况，是身边人的"冰宝宝"，这类人可能是先天不足，如早产儿，不足月就出生了，或是自幼体弱多病。还有可能是后天因素，比如小的时候，父母照顾不周，致使后天失养，或者平素不喜欢锻炼身体，只吃不动，这类人体质都非常弱，体内阳气不足，若是女性就容易宫寒。

还有一部分是遗传因素，女性生育的最佳年龄段是25～35岁，如果错过了这个时段，年龄再大些怀孕就会有风险，不仅孕妈会有风险，出生后的宝宝也多多少少会有缺陷，智力发育可能会落后于常人，但是也有很多智力正常，就是身体抵抗力会比同龄的孩子弱一些，符合这些状况的女性宫寒的概率都很高。

不健康的生活方式 女人身体里有一个最怕冷的地方，就是子宫，子宫脆弱，一受到寒冷的刺激就容易被寒邪侵入，导致宫寒。寒冷想"骚扰"女性很容易，冬季为了美不要温暖，冬季吃冰凉的饮料，或是在夏天不能忍受酷暑而一直待在空调屋里，为了解暑狂吃冰激凌、雪糕，你所做的这些都会损害你身体里的阳气，都会对你的子宫产生不良影响。

不科学的减肥方式 减肥是一件很痛苦的事，很多女性会选择节食减肥，炸鸡不能吃，汉堡不能吃，鸡腿不能吃，烤鸭不能吃，巧克力不能吃，奶油泡芙不能吃，蛋糕也不能吃，饮料也不能乱喝，这也不能吃，那也不能吃，超级痛苦。但是锻炼吧又没时间，自己还懒得动。吃药减肥也有人尝试，这个更不安全，而且这两种减肥方式都是很容易反弹的，节食减肥和吃药减肥都是不健康、不科学的减肥方式，短时间内身体会流失大量水分和脂肪等，这时，寒气就会趁虚而入。

流产 不管是什么原因造成的流产都会让你的身体虚弱很久。胎盘和胎儿的生长发育会吸收女性身体的大部分能量，胎儿也相当于一个小型的能量库了，流产会让这些能量及身体的阳气随着胎儿的消失而消失，如果不及时补充能量，阳气持续衰弱，宫寒就不可避免了。

说到这里，我倒是突然想起一个有趣的现象。兔子是一种神奇的动物，母兔子的世界里不存在保大保小的问题，因为，如果怀孕的母兔子生病了或是各种原因引起的身体虚弱，母兔子就会把腹中的胎儿当作营养吸收掉。喜欢动漫的朋友们是不是想起了那部名为《东京食尸鬼》的动漫呢？

肾阳虚 肾阳虚也会导致宫寒，肾脏阳气衰弱，阴气相对旺盛，阴盛阳衰，累及胞宫，导致宫寒。

我想做母亲，还有可能吗

宫寒虽然会导致不孕，但是我们可以采取各种措施祛除宫寒，圆您做母亲的梦。

饮食调理 因为一部分宫寒是由喜食寒凉食物引起的，所以可以用饮食调理。我们可以多吃一些温经暖宫的食物，其中知名度最高的就是大枣，此外还有核桃、洋葱等，这些食物均可以多吃。

红枣味甘性温，归脾、胃经，补中益气作用强，还具有养血安神、缓和药性的功能。现代药理研究发现，红枣能使血中含氧量增高，滋养全身细胞，是一种药效缓和的强壮剂。

核桃味甘性温，入肾、肺、大肠经，可补肾，固精强腰，温肺定喘，润肠通便，具有破血祛瘀、润肠通便的作用，可辅助治疗由肾阳虚引起的宫寒。

洋葱味辛、甘，性温，归肝经，女子以肝为先天，女性经、带、胎、产的生理现象虽与肾、肝、脾胃的功能均有密切关系，但三者之中又以肝为枢纽。肝脏功能正常，肾脏、脾胃皆正常，故洋葱可作为宫寒的辅助治疗食物。

姜是化解宫寒最有力的食物，每天吃姜或喝些姜茶，可有效化解体内寒气，长期坚持会有很好的效果。

保暖 这一点最重要，腰寒腿寒都强调过不要碰凉水，尽量不在雨天出门，注意胸腹部、腰部、双腿及双脚保暖，春夏换季时不要太早暴露双腿，小心子宫再次受凉。

锻炼身体 动为阳，静为阴。动起来绝对是没错的，但也要量力而为。动则生阳，每天都要保证有一定的运动量，不可不动，运动可使血液循环加速，改善循环状态，促进血行，血行则气行，气血通畅，寒凝气滞之症自解。

艾灸 有些女性体质天生偏寒，艾灸可改善这种状况。艾灸即中医针灸疗法中的灸法，是点燃用艾叶制成的艾炷、艾条等，熏烤人体的穴位以达到保健治病的一种自然疗法。清代吴仪洛的《本草从新》有言："艾叶苦辛，生温熟热，纯阳之性，能回垂绝之亡阳，通十二经，走三阴，理气血，逐寒湿，暖子宫，止诸血，温中开郁，调经安胎……以之艾火，能透诸经而除百病。"由此可见，艾灸对于暖宫驱寒是十分有效的。

泡脚 看过《甄嬛传》的人对孙俪一定不陌生，孙俪不仅是一位专业的演员，还是一名养生达人，她经常在微博上发文鼓励粉丝们泡脚，所以，你泡脚了吗？泡脚听起来很平凡，但其实泡脚是中医足疗法内容之一，也是一种常用的外治法。泡脚也就是足浴，睡前泡泡脚，能解乏且有助于睡眠，热水泡脚还可以改善局部血液循环，祛除寒冷，促进代谢。

脚被称为人体的第二心脏，人的双脚上存在着与各脏腑器官相对应的反射区，还有许多经络分布。当用温水泡脚时，可以刺激这些反射区，促进血液循环，调节内分泌系统，增强人体各个脏器的功能，取得防病治病的保健效果。所以，宫寒的女性可以坚持每晚用热水泡脚，不仅能够祛除子宫的寒气，还能消除疲劳，帮助睡眠，养生保健，实乃人生一大乐事。在泡脚的同时，还可以用双手的劳宫穴（在手掌心，当第2、3掌骨之间偏于第3掌骨，握拳屈指时中指尖处）对按脚底的涌泉穴（卷曲足底时足心最凹陷处），采用心肾相交法祛寒。

来一个舒舒服服的"大保健"吧　此大保健非彼大保健，我们是正正经经按摩的，宫寒的女性可以采取这种方法祛寒。医疗按摩又称推拿疗法，是中医外科治疗法之一，也是人类最古老的一种主要运用按摩以达到治病目的的物理疗法。除治疗外科病（即伤科按摩）外，还可治疗内科疾病（妇科、内科、儿科等），对于慢性疾病、功能性疾病、发育性疾病疗效甚好。所以宫寒严重的女性不妨到医院了解一下。

宫寒确实会让女性遭受许多痛苦，甚至会让女性失去做妈妈的资格，但这并不是说，你宫寒就永远也当不了妈妈了。宫寒有针对宫寒的治法，但是不要听信偏方，这可能会伤害到你。

 ## 长期月经不调的危害

月经被现代女性戏称为大姨妈，你一定会好奇为什么女性把月经称呼为大姨妈，其实这里边有个小故事，我姑且说给您听。

据说古时候有个女子是个孤儿，无父无母，跟着她的大姨妈一起生活，这姑娘长大后跟一男子相爱。可是因为古时候思想保守，所以他俩每回亲热时，这姑娘都很怕被大姨妈看见。到了成亲之日，刚好女子月事来了，洞房花烛夜，男子想跟女子亲热时，女子不好意思说自己月经来了，于是就同男子说"大姨妈来了"，男子就知道女子另有原因不能和自己洞房，从此以后女子就把月事叫成大姨妈了。不过大姨妈好像是最近才流行的吧？这故事您就听一听罢了。

说起这大姨妈，女性对其是又爱又恨，不来吧，想它；来了吧，烦它。女性把自己都搞得很纠结。那接下来让我们看看这个让女性又爱又恨的大姨妈是何许"人"也吧。

了解一下"大姨妈"

月经不仅是人类女性会有的生理现象，在其他动物身上也会发生。育龄妇女和灵长类雌性动物，每隔一个月左右，子宫内膜会发生一次自主增厚，血管增生，腺体生长分泌以及子宫内膜脱落并伴随出血的周期性变化。这种周期性阴道排血或子宫出血现象称为月经。

月经的产生机制比较复杂，但是初中课本上应该都有说，就看你看不看或者有没有重点看。

月经是由下丘脑、垂体和卵巢三者产生的生殖激素之间的相互作用来调节的，在月经周期中的月经期和增殖期，血液中雌二醇和孕酮水平很低，从而对腺垂体和下丘脑的负反馈作用减弱或消除，这会导致下丘脑促性腺激素释放激素的分泌增加，继而导致腺垂体分泌的卵泡刺激素和黄体生成素增多，因而使卵泡发育，雌激素分泌逐渐增多。此时，雌激素又刺激子宫内膜进入增殖期。黄体生成素使孕激素分泌增多，导致排卵。此期中雌激素与孕激素水平均升高，会对下丘脑和腺垂体产生负反馈抑制加强，因而使排卵刺激素和黄体生成素水平下降，导致黄体退化，进而雌激素和孕激素水平降低。子宫内膜失去这两种激素的支持而剥落，出血，即发生月经。此时，雌激素和孕激素减少，又开始了下一个月经周期。

大姨妈会生病吗

大姨妈当然会生病！最主要的病就是月经不调，这也是为什么女性在大姨妈不来的时候对它超级想念，月经推迟几天或是提前几天都很焦虑。此外还有月经量多、量少、色淡、有血块儿，或是干脆根本就不来的问题，也就是闭经。大姨妈也是会生病的，所以要密切关注大姨妈的健康状况。

大姨妈来的不规律有什么坏处吗？

月经不调其实是妇科常见病，但是不能因为它常见，你就以为得了这种病也没关系，毕竟这是种病，话不能乱说，病不能乱得。

不孕 月经与排卵有关，月经规律代表排卵规律，月经不调就代表你的排卵不规律。排卵不规律，受精就变得很难说了，你的妈咪梦会变得遥不可及。而且，月经不调多数也是由妇科病引起的，最常见的就是妇科炎症，比如宫颈炎、盆腔炎、子宫内膜炎等，再者就是像子宫肌瘤、卵巢囊肿这类疾病，这些都会引起月经不调，如果不及时治疗，病情很可能会恶化。大多数女性往往意识不到自己已经患上妇科疾病，这种时候，大姨妈就会给你提示。所以一定要密切关注大姨妈的情况，毕竟这关系到你的健康。

失血性贫血 这里特指月经过多或阴道经常不规则出血的情况，月经量少且颜色淡，则不会出现失血性贫血。长期月经量多且阴道不规则出血，患者会出现头晕、乏力、短气、心慌、嗜睡、手脚冰凉等症状，严重者可能会威胁到自己的生命健康。

其他疾病 月经不调往往会出现并发症，多为炎症。比如月经性关节炎、月经性牙痛、月经性皮疹等。大家对这些可能很陌生，觉得这些名词听起来很新鲜，其实这些都是由月经不调引起的。以月经性关节炎为例，月经性关节炎的发生与月经期妇女体内激素水平的改变引起的水电解质代谢失调密切相关，水电解质代谢失调会引起水钠潴留，这会导致身体不同部位的浮肿，以手、足、面部最为明显，膝关节也会累及，在人的膝关节里有一个三角形的间隙，其内充满脂肪组织，名为"髌下脂肪垫"，关节内水钠潴留会使髌下脂肪垫肿胀，压迫局部神经，导致疼痛，这种症状会随着月经期的结束而逐渐缓解甚至消失，许多人不以为意，但随着年龄增长，脂肪垫会纤维化，活动时会与周围组织发生摩擦导致炎症，疼痛由间歇性变为持续性，严重者会影响膝关节活动，导致行走困难。

大姨妈是我们很重要的"亲戚"，如果她的拜访时间一直不固定，不要迟疑，快去医院检查一下，为了大姨妈的健康，也为了你的健康。

 ## 月经不调有哪些表现

月经不调主要表现为月经周期紊乱或是阴道不规则出血，除此之外的表现比较少。

阴道不规则出血

不规则出血就是不定时出血，时间不定，出血量也不定，具体包括月经过多或持续时间过长或淋漓出血。我身边有朋友曾经一次月经持续了20天，我们都让她去看医生，但因为只出现过这一次状况，她并没有去医院，但是我们还是希望她能去看看。阴道不规则出血可见于子宫肌瘤、子宫内膜息肉、子宫内膜异位症等疾病。

功能失调性内子宫出血

这个词语比较学术、专业，指外生殖器无明显病变而是由内分泌系统失常引起的子宫出血，也是月经失调中最为常见的一种。青春期、更年期均可发生，分为排卵性和无排卵性两种类型。只看名字就知道，一种是子宫出血伴随着卵泡的排出，一种则是不伴随着卵泡排出而发生的子宫出血。

闭经

闭经也是妇科中的常见症状，可由多种原因引起。闭经分为原发性和继发性两种。原发性闭经指女性已过18岁但还是没有来月经，继发性闭经指在第一次月经后，在正常绝经年龄前，除去怀孕期和哺乳期发生的3个月及以上未行经的症状。

绝经

绝经就是月经停止而且再也不会出现在你的生命里了，未行经时间超过12个月就等于大姨妈和你彻底说拜拜了。不过围绝经期（妇女绝经前后的一段时期，从45岁左右开始至停经后12个月内的时期）经常会伴有月经周期和月经量的改变，这是正常现象。

绝经的前兆是月经周期的缩短，主要表现为滤泡期（月经来潮的第一天至排卵日）的缩短，不伴有月经量的增多或减少，与排卵也没有关系。

 ## 月经调顺了，女人就幸福了

月经是女性生命中很重要的事物，大姨妈是女性生命里最重要的"亲人"，所以月经是女性幸福生活的至关重要的一环。月经对女性而言是十分重要的存在，月经调顺后，它的作用就会更清晰地展现出来，身为女人，还有什么是比照顾好自己的大姨妈更重要的呢？你得先照顾好大姨妈，大姨妈才会尽心尽力地照顾你。要想别人尊重自己，就得先尊重别人，这个道理大家都懂吧？在亲人间也是如此。所以，如果我们照顾好大姨妈，大姨妈会怎么对待我们呢？现在就来看看大姨妈的作用吧。

加快代谢

女性可能总是会抱怨月经很麻烦，每月总有那么几天，天天流血，每月总有那么几天，心情郁闷，每月都要多花一些钱买一种叫作"卫生巾"的东西"孝敬"大姨妈。唉，这月经有啥用。你先别着急唉声叹气，月经还真有作用，而且是好作用。

每个月多流的那些血可以加速废血的流失，加快造血的速度，促进血液循环，加速新陈代谢，这大大降低了癌症的患病率，女性因为月经，患癌率比男性要低40%左右，谁能说这不是一种用心的呵护呢？

造血功能

月经会导致不间断的失血与造血相交替，这使女性的循环系统和造血系统得到了男人所没有的锻炼，这种锻炼使女性比男性更能经得起失血的打击。所以，如果女性在遭受失血性伤害时，往往更容易承受，也更容易康复，她们的造血系统和循环系统更容易接受失血状态，从而能更快地制造出新鲜血液补充所失去的血液，而男性就没有女性这种承受力与恢复力。实践证明，体重与健康状况相同的男女，若因意外失去相同比例的血液，男性会因此而死亡，而女性则有抢救成功和最终康复的可能，因为女性已经习惯了失血与造血的状态，她们的造血系统和循环系统的承受能力更强大。

怀孕信号

如果是育龄已婚或未婚但有过性行为且保护措施做得不是很到位的女

性，在自己月经规则的前提下，月经推迟十天还没有来，可以考虑怀孕的可能。如果确定怀孕，那就按个人意愿选择是否接受这个小生命。如果选择接受，那就提前说声"恭喜"了，要注意营养，避免接触到烟、酒、农药、有害化学物质、射线等物质，这些会伤害到腹中的生命，还要避免服用会引起胎儿畸形的药物，护肤品最好也不要再用了，宠物不是不可以接触，只是要注意一些，自家的宠物可以很放心地接触，街上不明来历的动物就不要去接近了，这是给爱动物孕妈的忠告。如果不想要腹中的生命，那就尽快采取措施吧，另外还要记得做好保护措施再行云雨之事哦。

疾病预警

如果月经稳定的人有一天月经突然不规律了，周期不规律了，量也开始不稳定，那就说明你的身体出现了问题，尤其要注意生殖器官的病变。这些多数都是由妇科炎症引起的。如果是闭经一类的问题，就更容易察觉到了，原发性闭经是女孩儿已过18岁仍未来月经，继发性闭经是在月经正常的前提下，停经3个月以上仍然没有大姨妈拜访的迹象，不包括妊娠期、哺乳期和自然绝经。如果你的月经本就不规律，那还等什么，还不快去治疗？

避免铁伤害

月经调顺的作用还涉及一种疾病，名为血色素沉着症，这是一种遗传性疾病，患有此病的患者体内铁元素代谢失常，过多的铁元素积聚在体内无法排出，会慢慢侵袭身体其他组织、器官，导致皮肤、心脏、肝等处的病变，治疗这种病的方法之一就是定期放出一定的血液。血色素沉着症引起的器质性损害在男性身上出现的概率远远高于女性，这就是月经的作用——周期性的失血正好消耗掉了过量的铁。

痛经走开

女性多多少少都有痛经的毛病，有些是天生的，自打第一次月经以来就深受痛经的困扰，但是天生痛经也是可以调养的，只不过要麻烦一些而已。然而对于大多数女性而言，月经调顺对痛经是有好处的。

痛经分为原发性和继发性两种，原发性痛经指生殖器官无器质性病变的痛经；继发性痛经指由盆腔器质性疾病，如子宫内膜异位症、子宫腺肌病等引起的痛经。很多女性的痛经都是前者。

西医认为原发性痛经是由于月经时子宫内膜前列腺素含量增高，引起子宫平滑肌过度收缩，血管痉挛，造成子宫缺血、缺氧状态而出现的。中医则认为痛经是由于气滞血瘀、气血不畅、寒凝经脉所引起的，两者有其共通之处。总的来说，只要气血通畅，肌肉放松，解除血管痉挛状态，一般痛经症状都会缓解甚至消失。所以只要月经顺畅、有规律，气血畅通，痛经自然会离你而去。

保护你的美貌

月经规律顺畅对于你的美貌而言也是十分重要的。中医认为，月经不顺多数是因为气滞血瘀，大家都清楚自己的月经状况，很多女性经血中应该都出现过血块儿，这就是气滞血瘀、寒凝经脉的典型表现。气滞血瘀的程度高低决定了血块儿的出现频率及数量。但是气滞血瘀只会表现在血块儿上吗？不，它还会伤害你的脸。气滞血瘀会导致面部皮肤粗糙，无光泽，起痤疮。个别患者会出现面部色素沉着，面部皮肤暗沉，直接影响容颜美。

看，大姨妈是很爱你的"亲戚"，你把她照顾好了，她会拼命照顾你。大多数女性应该不是很喜欢这个"亲戚"，既浪费钱又浪费心情，但其实这个"亲戚"的存在对你是非常有利的，她会反映你的身体健康状况，她会在每月的那几天准时到来向你汇报你的身体情况，她不辞辛劳地每月来到你的身边，风雨无阻。所以，好好对待你的"亲人"。照顾好她，对你而言是百利而无一害的。

 ## 送给经期女性的茶疗、泡脚、穴位按摩方

女性月经期出现相关问题，不妨试试以下的小妙招。

药茶

调经药茶　玫瑰花苞少许，柴胡5克。把柴胡洗净，加水以大火煮开后，改用文火煮20分钟，可加入少许冰糖或红糖调味。将煮好的柴胡汤倒入盛有玫瑰花苞的茶杯内即可饮用。玫瑰花有疏肝解郁、活血散瘀、行气止痛之功。柴胡辛行苦泄，性善达肝气，疏肝解郁。两者合用可治疗围绝经期妇女之气机郁阻所致的情志抑郁。

痛经药茶　益母草20克，绿茶2克。将益母草、绿茶放入杯中，加开水泡开，候温加入少许蜂蜜调味即可饮用。益母草有活血调经、利尿消肿的功效，是女性调经的常用药材。凡因气血不顺畅、血瘀阻滞而引起痛经的女性都可多喝此茶汤。

玫瑰花茶　味甘、微苦，性温，具有行气解郁、活血散瘀的作用。玫瑰花气味芳香，药性平和，既能疏肝理气而解郁，又能活血散瘀而调经，有柔肝醒脾、行气活血的作用，主要适用于肝胃不和所致的胁痛脘闷、胃脘胀痛及月经不调，或经前乳房胀痛者。玫瑰花对治疗面部黄褐

斑也有一定作用，很适合中青年女性饮用，是养颜、消炎的天然饮料的首选。

中医认为，玫瑰花味甘、微苦，性温，最明显的功效就是理气解郁、活血散瘀和调经止痛。此外，玫瑰花的药性非常温和，能够温养人的心肝血脉，调畅体内郁气，起到镇静、安抚、抗抑郁的功效。女性在月经前或月经期间常会有些情绪上的烦躁，喝点玫瑰花茶可以起到调节作用。

佛手解郁茶 绿茶2克，佛手花5克。将佛手花、绿茶同置入杯中，以沸水冲泡，盖浸10分钟即成。代茶频饮，可复泡3~4次服饮。可以疏肝理气，解郁散结。

泡脚方

气滞血瘀型 其症状表现为经前或经期小腹胀痛，经血色暗而带有血块。针对此类症状的人，应调和气血，化瘀止痛。因为"女子以肝为本"，泡脚所选药物多以入足厥阴肝经的药物为主，并加入适量的引经药醋，如用青皮、乌药、益母草各30克，川芎、红花各10克，加入约2升水、50毫升左右的醋，大火煮开，再用小火煎煮30分钟，等药冷却至50℃时连渣倒入盆中泡脚，盆中药液量应该浸没踝关节，如果药液不足量，可加适量温水。脚在药液中不停地活动，让足底接受药渣轻微的物理刺激，每次泡30分钟以上。

气亏血虚型 其症状表现为经期或经后小腹隐隐作痛，用手按腹部也会有轻微的疼痛感，月经量少，色淡，需要通过补气养血调经。中医上称作"脾统血"，泡脚所选药物应该多以入足太阴脾经的药物为主，并加入适量的引经药，比如可以用白芍、当归、川芎、熟地黄、白术、杜仲、黄芪各15克，饴糖适量，煮水泡脚。

穴位按摩

大敦疏肝理气的作用最强，善治气郁不舒引起的妇科诸症，如闭经、痛经、崩漏、更年期综合征。同时也是治疗男子阳痿、尿频、尿失禁的要穴。

第七章

心情不爽身体就不会爽

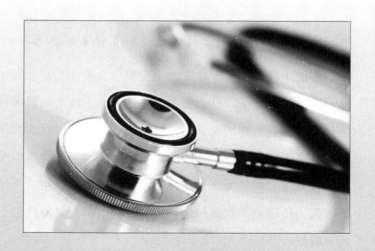

爱生气的女人，小心乳腺癌找上你

女孩子似乎总是能和小家子气联系到一起，这可不对，现在的女性可不是什么小家子气，而是通情达理、明智大度的。那些总以为女性小家子气的人，十有八九是和自己的女朋友有关。女朋友总是莫名其妙地吃醋、生气，才会觉得女性是小家子气吧。实则不然，女孩子还不是因为在乎你才会和你置气，如果你和她非亲非故，她才懒得搭理你。如果你在她身边，请照顾好她，你不在她身边的日子里，她也很坚强，会照顾好自己不让你担心。所以不要让女朋友生气，单身贵族也要照顾好自己不要让自己太压抑了。女性啊，还是少生气为妙。

女孩子不能生气是什么道理？凭什么我要忍

不能生气并不是说让女性受了委屈忍着，而是女性生气太过会伤到自己。中医认为女子以肝为先天。肝属木，主疏泄，喜条达，恶抑郁。女性生气一般会有三种情况，一种是暴跳如雷；一种是兀自伤心；还有一种则淡然处之，理性对待。前两者都与肝的疏泄功能失常有关，第三种是正常的处理方法，但是大部分女性一般受了委屈都是第二种情况，生闷气，对谁都爱搭不理，气到深处还独自抹眼泪。部分是暴跳如雷，恨不得上去打两拳解恨。

暴跳如雷者属于肝的疏泄功能太过，肝火旺盛，阳气亢进，阴气不足，这类人需要吃一些疏肝降火的药物来帮助调节这种症状。兀自伤心者则是肝的疏泄功能不足，不能行使肝的正常功能，导致气机郁滞，郁结肝中，这种情况需要吃一些像柴胡一样的疏肝药物来帮助治疗。

你生气的情况代表了你的肝的状态，你的肝脏状态反映在你发怒时的情形上。两者相互印证，你越是生气，你的肝脏状态就越差，你的肝脏状态越是不好，你就会变得越来越易怒，就像一个火药桶，一点就着，不仅对你身体不好，还会伤害到你身边人的感情。这就是一个恶性循环，所以女性还是不要总生气，对你自己和你身边的人都比较好。

生气不是人之常情吗？就不怕克制出毛病来

生气、发怒的确都是人类正常的情感，如果有个人从来不生气，要么这个人很聪明，为人处世老道狡猾；要么这个人很危险，心理可能有些变态；要么这个人自制力很强，有智慧，懂得如何克制自己并有效地管理自己的情绪；要么这个人很懦弱，根本不敢对任何人发火。

不过，不让你生气并不是让你在发怒的时候强忍着，那样的确会憋出毛病来，有气不撒也会伤着自己。我这个不让生气的意思是希望女性能像上文中的第三类人一样，有大智慧，有自制力，懂得如何控制自己的情绪，做情绪的主人。生气这种行为很伤女性，具体伤着哪里，告诉你们也无妨，生气会伤害人体很多地方，但是有一处，对婴儿来说很美味，对异性来说很诱惑，对同性来说很眼红，对疾病来说很容易入侵，那就是乳房。

生气怎么会和乳房有关系

爱生气的女性注意了，生气的你，易怒的你，会让乳腺癌爱上你，你生气的次数与它"追求"你的狂热程度成正比。

大家都清楚，乳腺癌好发于女性，虽然男性也有患乳腺癌的，但是远不及女性的发病率高。给大家一项数据参考一下，乳腺癌有99%发生于女性，仅有1%发生于男性。女性乳腺是由皮肤、纤维组织、乳腺腺体和脂肪组成的，乳腺癌是发生在乳腺上皮组织的恶性肿瘤。因为乳房不是人体生命活动所必要的器官，所以真有癌变，舍弃它也不会危及生命，但这只限于原位乳腺癌，即癌变只发生在乳腺导管内的乳腺癌。但是癌变细胞早已丧失了正常细胞所具有的特性，它们结构松散，繁殖迅速，外界的震动可能会使癌变细胞脱落，在体内随血液或淋巴液游荡，随时随地安家落户，播散全身，这是转移性乳腺癌，这种乳腺癌会危及生命。

你一定会好奇情绪怎么会和乳房有关系，中医强调七情，而且情绪会影响身体，所以情绪和人的身体健康是有关系的。爱生气不只是伤肝，乳腺癌的发病原因半数左右来源于负能量，人一生气，气息行走于乳腺和子宫，"毒素"很可能会在这两处积聚，积少成多，量的改变终会引起质的飞跃，在某一时刻，"毒素"爆发，你的乳腺和子宫不会那么轻易就幸免于难。

据说美国生理学家爱尔马做过一个实验，实验显示，人在生气时体内可产生一种"毒素"，此种"毒素"可使水变成紫色，且有沉淀，将这种紫色的水注入小鼠体内，小鼠会立即死亡。但是现在很多人质疑这个实验，认为生气确实会对人体产生影响，但是会让人体产生"毒素"这一说法并不可靠。且不论谁是谁非，但可以肯定的是生气确实会对人体产生影响。

生气导致的疾病与风、寒、暑、湿、燥、火这六淫导致的疾病不同，会直接损伤五脏功能，发病更加严重。长期生气的人会在外表留下各种各样的痕迹，如秃头、色斑，经常发怒还会使脑细胞衰老加速，还有的人会在盛怒的情况下吐血，这并不是只会在电视剧里出现的情节，而是确有此事。这是由于肝火上亢，肝气上逆，血随气逆而导致的。

上文提到，大多数女性生气都是生闷气，这对女性的乳腺来说并不是一件好事。生闷气，气滞胸腹，就会导致女性乳腺小叶增生和乳腺癌。

你看，生气确实和乳房有关系，而且关系还不小呢，知道了它们这层关系的你还敢再生气吗？学会调节情绪，做情绪的主人，也让乳腺癌离自己远远的。

 精神紧张的你不只是易患焦虑症

学生党一定最熟悉焦虑症，尤其是考前焦虑症，每次考试前都心跳加速，面色潮红，手心冒汗，频繁如厕，更有甚者，恶心呕吐，头晕目眩，腹泻不止。为什么会这样？因为紧张啊。每个学生在考试前包括在考试中都会紧张，紧张程度根据自身复习情况以及题目难易程度而定。

不只是学生会紧张，成人的世界里有很多事都会让人感到紧张。像什么演讲、面试、约会，甚至是结婚，都会让人不自觉心跳加速。前一阵子刚出了一条新闻，一女子在路考时由于太紧张导致心脏病发作猝死，责任到底归到谁头上还两说。由此可见，精神紧张对心脏"毒性"够大的。

紧张会让你的心脏受不了

紧张会产生负性生理反应，导致血压升高，心率加快，表现为头晕、心悸、心慌等。比如上文中的那名女子，由于紧张导致心脏病发作猝死，在学生中尤为常见，有一名同学向我讲述了这种经历。她自述身体健康，没有遗传病或慢性病，考前复习也算认真，从这么多年的考试经验看，中学时从来不会挂科，到了大学也不会轻易挂科，但是这位同学在考前还是会紧张。据她描述，她每次考试都能听到自己的心跳声，"咚咚咚"的声音很大。她越是告诉自己不要紧张，越是会紧张。她如果在上午参加考试，就不敢吃早饭，数着自己的心跳声等待开考，有好几次，她的心都跳不齐了，感觉快蹦出来了。只有在考试中间或者在考试结束后，这种症状才会自己消失。如果考试是在下午，那更可怕，她中午睡觉都睡不好，别人可以很安心地躺下休息，但是她的心脏却很不安分地"咚咚"乱跳，而且能很明显地感觉到自己的太阳穴"突突"的，血压飙升。她知道自己是考试焦虑症，但是没有办法解决。

这位同学就是典型的考前焦虑症，从事例中我们不难看出，这位同学的心脏在每次考试前都处于一种"失控"的状态，这对心脏来说是一种伤害，所以要想办法控制住自己的焦虑情绪。

我建议她可以向自己的小伙伴倾诉这种紧张感，学生之间的聊天一般都很放松，这个调侃那个，那个取笑这个，她会在和自己的小伙伴聊天的过程中慢慢放松下来。而且紧张情绪也不利于复习，她可以到操场上跑两圈发泄一下，跑完就会发现世界变得开阔了许多。如果不喜欢运动就听音乐，根据自己的喜好选择舒缓、轻盈、空灵、柔和的音乐，这些都是治愈心灵的最好的声音。

紧张会伤害你的肠胃

紧张的情绪对肠胃也会有损伤，这一点也是学生体会最深，我讲一个亲身经历。

我在高中考试的时候，肠胃常常痉挛，偏偏高中考试最多，于是我只能借助药物才能控制住腹泻的情况，什么泻立停、氟哌酸、整肠生……几乎市面上能买到的止泻药都被我吃了个遍，那段时间我成了名副其实的药罐子，往肚子里倒的全是止泻药，近乎疯狂地寻求一切能让我止泻的药物，偏偏忘记了同学、家人和老师的存在。不过同学们因为学习也很紧张，高中本来就是拼命的时候，谁还管得了这些？但是，这样对自己的身体伤害真得很大，因为这些药物，我现在的消化系统也很不好，不能吃凉的、辣的，不能吃太多，又不能不吃。这就是造孽啊。因此治病求本，在你因为紧张而腹泻的时候，不能只是盲目止泻，消除紧张情绪才是最重要的。

这不只是我一个人的经历，我的一位大学同学也有类似的经历，但是她的状况似乎比我更为严重一些。

她身体健康，也没有什么大毛病，考前复习很认真很努力，这一点从她周围的同学也能得到印证，她是一个很努力的姑娘。但是她即便是复习得这么认真，在考前还是会紧张，如果仅是手心冒汗就没什么，她还会头晕、呕吐、腹泻，早上什么都吃不进去，一旦进食，必然呕吐，进食只会让她变得更加难受，所以一旦遇上安排在上午的考试，她就只吃很少的东西或干脆不吃，这种症状也是在考试过后就会自动消失。

看，紧张对你的肠胃真的很不友好，它让你的肠胃处于痉挛状态，你又没有办法用手把肠子捋平，所以必须借助一些方法安抚自己的情绪，让自己的肠胃放松下来。

紧张会夺走你的睡眠

明天要做一件大事，什么大事？可能你要在全体同学面前发言，可能你要和自己的对象约会，可能你要结婚啦！好紧张，怎么办？

不只是坏事会让你感到紧张，好事降临也会让你不自觉的紧张。

在大学，每次期末考试结束，大家总是会很兴奋又很紧张，因为大家终于可以收拾行囊回到阔别已久的家乡了，但是又怕自己赶不上车，每个人在寝室里都会忙活到很晚，等到看表的时候，才惊觉："呀，已经这么晚了。"每个人都睡不着，既激动又紧张自己的车次，恨不得马上到明天搭车回去。

还记得有次堂哥告诉我，他在迎娶自己心爱的姑娘时，前一夜真是辗转反侧，怎么都睡不着，心里满是激动和高兴，恨不得起来吼两嗓子，只是听他讲述就能感觉到他当初的激动之情，真心替他高兴。

这种喜事总会让大家既紧张又兴奋，这个我就不多说什么了，紧张也好，但是换一种情形的紧张就不好了，比如明天你要演讲，结果紧张得辗转难眠，明天你的气色会好吗？就不怕在场上忘词？放轻松，一切都会顺利的。

紧张会破坏你的人际关系

紧张这种负面情绪会导致负性行为，打一个不怎么恰当的比方，假如有一天你在路上看到一只很可爱很无助却紧张到神经过敏的小狗，你很想帮助它，但是你会贸然上前吗？有理智的人都不会轻易上前，因为这只小狗很紧张，它会在保卫自己的心理下做出过激反应，咬你一口。放在人身上，虽然人类不会上来咬你一口，但是在某些情况下，紧张的人类也具有攻击性，言语攻击或是行为攻击都有可能。

小孙是一个很努力却不怎么会管理自己情绪的人，她虽然很努力，在年终报告会上的表现也不错，但是在报告会前总是紧张。在一次报告会前，她做某个重要表格时，因为紧张手一直抖，有个同事问需不需要帮忙，她却突然发火了，说"就你会！我也在努力做啊！"结果可想而知，她得罪了人。最后也是几经赔罪，人家才原谅了她，不过这两人肯定是有隔阂了。

小孙就是一个具有言语攻击性的人，此外还有具有行为攻击性的人群。

小张在某个聚会摔杯子走人导致大家不欢而散，为什么呢？原来，小张在聚会的时候很紧张，大家让她上台唱歌，小张不敢，几经催促，她慢吞吞地唱了一首歌，却因为紧张跑调了，大家取笑了她几句，结果小张听了几句就摔杯子了，什么都没说就直接走了。大家一头雾水，最后不欢而散。

其实紧张也是人之常情，人生在世，哪会一生走到头全都平平静静呢？遇见自己喜欢的人还会紧张说话结巴呢，其他的又算得了什么。但是适度的紧张可以，如果你的紧张情绪严重影响到了自己的生活，那就得采取措施调节这种情绪。谁愿意一直活在紧张的世界里呢？

 ## 欲望太高的人，小心肝肾

"欲望"这一词多多少少带有暧昧色彩，其实欲望分为很多种，对权力的欲望，对金钱的欲望，对美食的欲望，对物质的欲望，以及最基本的是对生存的欲望。"欲望"似乎总能和"嫉妒"联系在一起，自己所渴望的别人却能轻松拥有，多少都会有些眼红。欲望本身并不是一种错误，关键看如何控制它，从各个方面看，欲望太高的人最终都会害了自己。

欲望与嫉妒的两三事

人总会有欲望，正所谓欲壑难平，欲望这个"坑"永远也填不满，不太会管理自己情绪的人，在欲望茁壮生长的同时，连带着养活了另一个情绪——嫉妒。

世人多追求权力和金钱，因为别人有自己所渴望的事物所以眼红，嫉妒与欲望成双成对，天造地设，关于嫉妒的故事也不少，我们先来看一则佛经故事。

在远古时代，摩伽陀国有一位国王饲养了一群象。象群中有一头象长得很特殊，全身白皙，被毛柔细光滑。后来，国王将这头象交给一位驯象师照顾。这位驯象师不仅照顾它的生活起居，也很用心教它一切技能。这头白象十分聪明，善解人意，过了一段时间之后，他们已建立了良好的默契。有一年，这个国家举行一个大庆典。国王打算骑白象去观礼，于是驯象师将白象清洗、装扮了一番，在它的背上披上一条白毛毯后，才交给国王。国王在一些官员的陪同下，骑着白象进城看庆典。由于这头白象非常漂亮，引人注目，大家都高喊着："象王！象王！"国王不高兴了，觉得自己的风头全部被白象抢走了，愤怒之余，嫉妒也悄悄滋长。国王返回王宫后问驯象师白象有没有什么技艺。驯象师不明所以，问道："您具体指哪方面？"国王说："它能否在悬崖边展现自己的技能？"驯象师说："可以。"国王就决定第二天让他带着白象去波罗奈国和摩伽陀国相邻的悬崖上表演。第二天，所有人都来到这里看热闹，国王先后提出让白象三只脚、两只脚、一只脚、全身悬空站立在悬崖边上。前三个要求白象都漂亮地完成了，围观的民众为白象的精彩表演喝彩，国王心中愈加愤恨和嫉妒，驯象师也知道了国王的小心思。最后一个要求实在过分，驯象师就悄悄对白象说："国王存心要你的命，我们在这里会很危险。你就腾空飞到对面的悬崖吧。"神奇的事情出现了，白象真飞了起来，带着驯象师飞到对面的波罗奈国。波罗奈国的人民看到白象飞来，全城都欢呼了起来。国王很高兴地问驯象师："你从哪儿来？为何会骑着白象来到我的国家？"驯象师便将经过一一告诉国王。国王听完之后，叹道："人为何要与一头象计较，心生嫉妒呢？"

国王的欲望是自己的权力，是凌驾于万人之上的那种风光以及万人的敬仰。但国王却嫉妒白象的风头盖过自己的风头，欲置白象于死地。国王的这种心理说奇怪也奇怪，说不奇怪，其实也算正常，毕竟他所渴望的事物被一头白象夺了去，但是仅凭这些就置白象于死地实在不该，心胸未免太过狭隘。而这种人往往肝不好。

心胸狭隘之人总是会因为许许多多琐碎小事眼红，嫉妒，发怒，这种情绪最是伤肝。《素问·灵兰秘典论》说："肝者，将军之官，谋虑出焉。"《素问·六节脏象论》说："肝者，罢极之本，魂之居也。"肝主疏泄的功能主要表现在调节精神情志，促进消化吸收，以及维持气血、津液的运行三个方面。

中医认为人的精神活动不只是由心所主，还由肝的疏泄功能所主。肝的疏泄功能正常，人体就能较好地协调自身的精神、情志活动，这时候往往会表现出精神愉快、心情舒畅、理智灵敏；如果肝的疏泄功能太弱，则表现为精神抑郁、多愁善虑、沉闷欲哭、嗳气太息、胸胁胀闷等；如果肝的疏泄功能太过，则表现为兴奋状态，如烦躁易怒、头晕胀痛、失眠多梦等。

我们都知道怒伤肝，《素问·阴阳应象大论》有言："怒伤肝，悲胜怒。"王冰注："虽志为怒，甚则自伤。"此外，《素问·举痛论》也有讲怒对人体的伤害，"怒则气上，喜则气缓，悲则气消，恐则气下，惊则气乱，思则气结"。又如"怒伤肝、喜伤心、思伤脾、忧伤肺、恐伤肾"等，都说明了七情的过度偏激对人体的气血、脏腑均有一定的损害。那句"怒则气上"就很好地解释了为什么有的人在暴怒时会剧烈咳嗽甚至会咯血。所以尽量控制自己的欲望吧，不管是对物质、金钱、权力还是美食，都要有所克制。对生存的欲望是正确的，但不能因为自己想要生存就伤害他人。

欲望和肾脏的羞羞事

欲望在现今几乎就是暧昧的代名词，如果你去网上搜"欲望"二字，弹出来的图片多是各种搔首弄姿的年轻美女。现在有太多人把欲望和性爱、肮脏联系起来。若是真的对性爱有欲望且不能控制，小心患上"性瘾"。

性瘾对于大多数人来说是一个新鲜词汇，简单来说，性瘾是强迫症的一种，是一种难以控制的性想法和行动导致的亲密异常的行为。如果大家看过一部名为《性瘾者》的电影的话，就会对这种行为有一定的认识。《性瘾者》中，43岁的凯维赫站在教堂里，不久，在这里将举行他的第三次婚礼，至于前两次婚姻之所以失败，是由于凯维赫对性上瘾，就像烟瘾、毒瘾、赌瘾一样，性瘾一度让他难以自拔，那些窈窕妖冶的妓女曾让他欲罢不能，这次他终于战胜自己，准备迎接自己新的婚姻。

无独有偶，西班牙电影《性瘾日记》中的女主角薇拉莉是个受过教育、年轻貌美的巴塞罗那女子，芳龄28岁。从少年时期初尝禁果以后，她在性方面非常开放，经常追求不同的性经验以满足她无穷无尽的性欲和性好奇，性已经变成她的生活方式。经常会有一个英俊年轻的男孩子，在对面的窗户窥视她，而她享受这样的生活。但是男人一个一个地离她而去，薇拉莉很伤心，她希望拥有一份完美的婚姻、一段完美的爱情。在一次堕胎后，她决定开始新生活，但是她选择的新生活却是去妓院做妓女。在遇到一个不寻常的客人后，薇拉莉终于明白了生活的意义，离开了妓院。

如果你也对性的欲望克制不住，无论怎样都克制不住自己的欲望，那希望你可以勇敢地去咨询心理医生。对于性爱的欲望太强，不仅会伤害自己的心理，还会伤害自己的生理。

中医认为，肾藏先天之精和后天之精，主发育、生长、生殖。它是先天之本，内藏肾阳、元阳、真阳与肾阴、元阴、真阴，是藏精之脏。此外，肾主骨，骨生髓。而脑为髓之海，所以肾精足，自然精力充沛，神思敏捷，记忆力增强，筋骨强健，行动轻捷。肾还主水，主纳气。如果房劳过度，就会损伤肾脏精气，肾精不足，随之而来的就是周身乏力、神疲嗜睡、四肢无力、腰酸背痛、筋骨痿弱、经少精缺、水肿、头晕耳鸣（肾开窍于耳）、失眠多梦、完谷不化、五更泄泻、小便清长、畏寒肢冷等症状。

欲望无善恶之分，关键在于如何控制。我们做它的主人，不要对它俯首称臣。

 ## 爱操心的老人，伤心又伤脾

家中有老人的大概都会有这种感受，家里老人虽然年纪大了，但还是爱管闲事，对自己指手画脚，脾气也暴躁，对任何事都很操心，明明自己已经成人了甚至已经结婚，但搞得好像自己还是个小孩子一样。

爱操心的人，往往也会伤心

爱操心的人会伤心，但此伤心非彼伤心，爱操心的老人伤的是生理上的心。

我家里也有一位老人，是我的姨姥爷，就是个很爱操心的人，明明已经是享清福的年纪，却还是对我们这些晚辈的行为管得很严，对我们做的任何事都要说上两句，家里的琐事也要唠叨两句，而且对任何事都喜欢掺上一脚。我们不希望他在任何事都要掺上一脚，倒不是嫌他烦，而是怕他操心操出病来。

操心有三个意思，一是所执持的心志；二是劳神、费心、担心；三是小心的意思。但现在多用第二个意思，第一个几乎不用了，第三个还偶尔用到。爱操心的人都是有责任心的人，但是操心过度对自己也不好。过度操心的人容易劳伤心神，耗损心阳。

147

　　我曾见过一个病例，一中年女性前去医院就诊，自述近来心悸、胸闷、气短、心痛，还有失眠的情况，诊见面色无华，舌淡苔白，脉细弱。我问她平素生活情况，她说自己是个很爱操心的人，平时家里的大事小事都要管一管，明明有的事不用自己就能做好，她自己也知道其实自己不用管这么多，但就是忍不住想管一管，大事小事都要费心，久而久之，心神耗损，平时也不知道如何补养心神，故前来就诊。

　　说到这里，我想到了一个寓言故事叫作《公鸡不打鸣，驴操心》。有一天，公鸡和驴生活在一起。饥饿的狮子来侵害驴，公鸡一叫，狮子害怕鸡叫，转身逃之夭夭。驴见狮子连鸡叫都害怕，心想狮子没有什么了不起的，便立即跑去追赶狮子。他追到远处，公鸡的叫声听不到了，狮子猛然转过身来，把他吃了。驴子临死时叹道："我真是不幸啊！我真愚蠢啊！我并不是狮子的对手，为什么还要去参加战斗呢？"不过这个寓言故事的最终寓意倒不是不要瞎操心，而是要认清自己的能力，在强者面前不要瞎逞能。

　　言归正传。中医认为心藏神，主血脉，在体合脉，其华在面，在窍为舌，在志为喜，在液为汗，心主血脉又分为主血、主脉两部分。心主血，简单来说指心气能推动血液运行，输送营养物质给全身脏腑、形体、官窍；心主脉指心气推动和调控心脏的搏动和脉管的舒缩，使脉道通利，血流通畅。心藏神则指心有统率全身脏腑、经络、形体、官窍等生理活动和主司精神、意识、思维、情志等心理活动的功能。《素问·灵兰秘典论》有言："心者，君主之官也，神明出焉。"故心藏神也被称为心主神明或主神志。

　　心气衰竭会导致血液运行缓慢，营养物质难以到达全身各处，还会干扰神明。心神不得清明就不能调控心血的运行，血液不至就不能濡养全身脏腑、形体、官窍及心脉自身，所以患者会出现心悸、胸闷和失眠的情况。因为心之华在面，且心主血脉，所以患者面色无华，且舌淡苔白，脉细弱无力。

操心是好事也是坏事，长辈适当的操心会让晚辈感受到长辈的关心，但如果什么事都要掺和一下，那可能会让晚辈感觉不舒服，不仅会伤害晚辈感情，还会伤害长辈自己的身体，况且操心不仅伤心，还伤脾。

你爱操心却忽略了脾的感受

爱操心的人心里总是装很多事，想很多事，可是思虑太过是会伤脾的。

中医上讲脾主运化，主统血，主升清，输布水谷精微，是气血生化之源。人体五脏六腑、四肢百骸皆由脾所濡养，所以脾有后天之本的称号。脾主运化指脾具有将水谷化为精微，并将精微物质转输至全身各脏腑组织的功能，简单来说，就是对营养物质的消化、吸收和运输的功能；脾主统血则指脾具有统摄血液，使之在经脉中运行而不溢于脉外的功能；脾主升清指脾具有将水谷精微等营养物质吸收并上输于心、肺、头、目，再通过心肺的作用化生气血以营养全身，并维持人体脏腑位置相对恒定的作用。

之前见过一个老年患者，因为吃不下饭且大便稀溏的问题前去就医，这个患者自述就是喜欢管家里的事，很多事都要操心，亲力亲为，每天都要考虑很多事，这一件该怎么办，那件事孩子们做好了没有等。这是典型的思虑伤脾。思虑劳神过度会伤神损脾，使脾的运化功能失常，脾气郁结，运化失职，就会导致食欲不振、腹胀、大便稀溏、消瘦、气血不足等病理变化。当然，脾被损伤并不仅仅只会出现这些变化，还会有其他的病理表现。

脾主运化并不只是运化水谷，还能运化水湿，如果脾的运化失职，不仅会出现食欲不振等变化，还会出现水肿。《素问·至真要大论》有言："诸湿肿满，皆属于脾。"这也是脾虚生湿、脾为生痰之源和脾虚水肿的道理所在。

因为脾主统血，如果脾失健运，阳气虚衰，不能统血，就会导致出血，临床上表现为皮下出血、便血、尿血、崩漏等，尤以下部出血多见。此外，脾主升清，如果脾气下陷（又称中气下陷）就会出现脱肛甚或内脏下垂等症状。

操心是有责任心的表现，一个人在不影响他人的情况下，适当的操心会给他人带来一定的安全感和温暖，但是如果干涉他人，事无巨细地均要掺上一脚，那就不太好了，不仅会招致他人的厌烦还会伤害自己的心脾两脏。所以，人到了该享清福的时候就好好享福，已经操劳了一辈子，为什么要和自己过不去，继续操劳下去呢？

第八章

说说不死的"癌症"——鼻炎

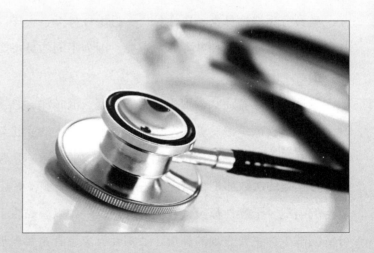

鼻炎的危害，你知道吗

上初中时，同桌经常吸鼻子，我问他为什么总是感冒，他说这不是感冒，是鼻炎。这是我第一次听到鼻炎这个概念。据同桌所说，得了鼻炎非常痛苦，经常鼻塞，流涕。当时的我不以为意，后来慢慢了解了鼻炎，才知道同桌所言非虚。

鼻炎的症状，你了解多少

其实，鼻炎不光是有鼻塞、流涕、打喷嚏、头昏、头痛的症状。鼻炎分为不同类型，相应的症状也有所不同。

鼻炎分为慢性鼻炎、急性鼻炎、过敏性鼻炎、干燥性鼻炎、萎缩性鼻炎。鉴别自己属于哪种鼻炎非常重要，因为不同的鼻炎类型会有不同的治疗方法。

慢性鼻炎患者症状表现为长期的鼻塞、流脓涕。急性鼻炎患者主要表现为发烧、食欲不振、鼻内发痒等。过敏性鼻炎的症状与感冒相似，需要区分开来。大家想一想，自己感冒时打喷嚏的次数不是很多吧，而过敏性鼻炎打喷嚏的次数那是相当多，一般是连续打喷嚏，更甚者一天会打30个以上的喷嚏。干燥性鼻炎，顾名思义，是一种以鼻黏膜干燥、充血、鼻腔分泌物减少为主要表现的鼻炎。萎缩性鼻炎患者主要表现为通气不畅、口臭、鼻出血。

需要提醒的是，仅依靠上述对鼻炎症状的描述不足以完全实现对鼻炎的诊断，为了实现精准诊断，对症下药，还得去正规医院做详细的检查。

父母注意了，孩子生长发育异常的元凶是鼻炎

孩子是父母的心头宝，捧在手里怕掉了，含在嘴里怕化了。作为父母，一定希望自己的孩子健健康康、平平安安地长大。可是现实中存在很多疾病，一不留神，孩子就得上了。特别是三岁以下的宝宝，表达能力尚欠缺，当生长发育异常时，父母的心情自然是怎一个"慌"字了得。

别急，咱们坐下来慢慢聊。趁着孩子还未患上疾病，家长一定要做好预防工作。今天，就好好听我唠叨唠叨这个导致孩子生长发育异常的元凶——鼻炎。其实，鼻炎是一种很容易被家长忽视的疾病。因此，家长总是不及时带孩子去治疗鼻炎。殊不知，天长日久，鼻炎长期发展下去就会影响到孩子的生长发育。

得了鼻炎后，长期擤鼻涕、皱鼻子，会影响处于生长发育期孩子的面部发育。当孩子鼻分泌物中的有害物质被身体吸收后，可引起睡眠时易惊、磨牙、出冷汗、智力下降和记忆力减退。对于病程长、病情较重的儿童来说，会出现乏力、食欲不振、器官功能障碍等症状，可引起身高、体重方面的发育障碍。而目前3岁以下儿童鼻炎患病率达到了20%，因此，鼻炎不能被父母忽视。

学习成绩下降，罪魁祸首竟是鼻炎

常言道："考考考，老师的法宝；分分分，学生的命根。"学习成绩的重要性不言而喻。一个高一孩子的成绩平时在班里排前五名，可是最近一次月考却一落千丈，在二十名左右徘徊。家长心急如焚，孩子心里也很难受。所幸，家长并没有一味责备孩子，而是与孩子进行沟通。孩子说自己最近背书总是记不住，没有以前记得快，而且心里也总是很烦躁。家长心想难道孩子是因为上了高中之后，压力太大了。其实不然，这是因为孩子患上了鼻炎。

长期患鼻炎的青少年不仅要遭受鼻塞、流涕的困扰，还会精神萎靡，记忆力减退，注意力不集中，从而导致学习成绩下降。

中耳炎可千万别大意，竟是鼻炎惹的祸

29岁的王先生最近出现了耳痛、耳鸣、听力下降的症状。他到医院就诊，医生诊断为中耳炎，几番治疗下来，病情却没有好转。无奈，王先生又辗转几家医院，医生的诊断结果是一样的，依然没有让病情好转。直到有一天，一个医生发现王先生的中耳炎是由鼻炎引起的，王先生这才能够痊愈。

鼻炎、中耳炎，看似是两个部位的病变，其实有相通之处。鼻腔、鼻咽部的感染很容易通过咽鼓管蔓延到鼓室而引起中耳炎。因此，中耳炎也是鼻炎的危害之一。

中老年人身体不好，这个锅居然是鼻炎来背

老年人身体抵抗力差，一旦患上鼻炎就是很危险的事情。长期鼻塞会导致缺氧，进而导致高血压等疾病。因长时间鼻塞不通气，呼吸困难，会引发睡眠呼吸暂停综合征，睡眠时氧气不足，严重情况下可引起脑梗死、高血压、突发心脏病等，个别患者甚至会夜间猝死，这种病例在各个大医院都有发生。

鼻炎给健康带来了很大的影响，对于根治鼻炎的说法也是众说纷纭，有人吃了几服药就告别鼻炎的纠缠，而有些人把各种名药都吃遍了，也不见起色，确实让人百思不得其解。

根据鼻炎专业人士解释，鼻炎的发作大部分跟感冒有关，有些人身体比较弱，三天两头感冒一次，而感冒之后又没有彻底治疗，这样放任感冒，久而久之也就演变成为鼻炎。要想根治鼻炎，除了对症下药之外，自

身的身体素质也是十分重要的，适当锻炼加上均衡饮食，在医师的指导下，配以药物治疗，鼻炎的根治成功率很高。

鼻炎不是小病，如果不予重视，长期得不到有效治疗会诱发多种严重疾病，甚至会危及生命。约九成的鼻咽癌是由于鼻炎恶化所致。鼻炎导致的其他并发症还有肺气肿、肺心病、哮喘、中耳炎、脑膜炎等。

所以说鼻炎看似是"小病"，却能要了人命。因此患了鼻炎应该选择正确药物，及时治疗。

 ## 容易被误诊的鼻炎有哪些症状

相信很多人都知道鼻塞、流鼻涕、头痛、头昏是鼻炎的典型症状。但是很多人却不知道，鼻炎分为很多类型，不同的类型有不同的症状。接下来，我来说一说鼻炎的典型症状和其他症状。

鼻炎症状之鼻塞

鼻塞是鼻炎最典型的症状之一，几乎所有类型的鼻炎都会出现鼻塞的情况。但是不同类型的鼻炎，其鼻塞症状也不尽相同。间歇性鼻塞指在白天、天热、劳动或运动时鼻塞减轻，而夜间、静坐或寒冷时鼻塞加重。交替性鼻塞指如侧卧时，居下侧之鼻腔阻塞，上侧鼻腔通气良好。由于鼻塞，间或有嗅觉减退、头痛、头昏、说话呈闭塞性鼻音等症状。

当然感冒也会引起鼻塞，但是感冒会伴有全身不适等其他症状。此外，鼻中隔偏曲、鼻窦炎、鼻息肉也会引起鼻塞。所以一定要查清楚鼻塞的病因，才能够对症治疗。

鼻炎症状之多涕

经常流鼻涕实在是影响个人形象，特别是对于需要光鲜亮丽形象的服务人员而言，更是苦不堪言。通常，人们会选择把鼻涕擤到纸里扔掉。当你很不屑地把它甩飞的时候，或许你该回过头看一看它，因为从它的颜色和形态里，可以看出你鼻腔的健康状况，这对于鉴别、治疗鼻炎是很有帮助的。这就需要你留心自己的鼻涕是清鼻涕还是脓鼻涕。

一般来说，清鼻涕是比较安全的，因为里面的主要成分是水。需要警惕的是，清鼻涕突然增多，则可能是过敏性鼻炎的先兆。而脓鼻涕一般表示鼻甲肥大、鼻窦炎、鼻息肉。

鼻炎症状之嗅觉下降

鼻炎会导致鼻塞，而鼻塞后，气流不能进入嗅觉区域，这便是嗅觉下降的原因之一。另一方面，嗅区黏膜受慢性炎症长期刺激，因此嗅觉功能减退或消失。

鼻炎症状之头痛

鼻窦炎患者有时候会感觉到头部的压迫感比较强，比如闷胀痛等，有时候会因为低头、咳嗽以及屏气的时候会使患者感觉到头痛的情况，当吸烟、饮酒及情绪激动时也会出现头痛症状，甚至加重。

鼻炎症状之打喷嚏

打喷嚏分为连续打喷嚏和偶尔打喷嚏。连续性地打喷嚏是过敏性鼻炎的症状，而偶尔打喷嚏则是感冒的先兆，也可能是对花粉或柳絮过敏的表现。

黑眼圈不是失眠者的专利

鼻炎也会使患者身体不适，入睡困难，导致第二天出现黑眼圈。但是，黑眼圈不一定与睡眠有关。变应性鼻炎、鼻窦炎引起的持续性鼻塞会使眼眶周围的血液循环变差，当用力擤鼻子时，面部微血管破裂，而眼周的血管极其脆弱，就会引起血管轻微淤血，产生紫黑色的黑眼圈。想要消除由鼻炎导致的黑眼圈，最靠谱的方法就是接受正规治疗。

清嗓子是嗓子发炎了吗

许多人在清早或者晚上躺下睡觉的时候会突然出现嗓子不舒服的症状，需要清一清，这极有可能是因为鼻炎引起的，因为鼻子发炎后产生了很多鼻涕，鼻涕会倒流至鼻后和咽喉部，甚至反流入声门或气管。因此，清嗓子不一定是嗓子发炎，而是鼻炎导致的。

打呼噜也可能是由鼻炎引起的

万籁俱静的夜晚正是入睡的好时机，而"呼呼"的呼噜声却扰人清梦。你是否知道，鼻炎也会引起打呼噜。反复发生的鼻炎会导致鼻子后面的腺样体肥大，腺样体肥大会阻碍呼吸道的顺畅呼吸，于是就打呼噜了。由鼻炎引起的打呼噜需要根治鼻炎，鼻炎治好了，打呼噜的问题自然就迎刃而解了。

 ## 鼻炎是由什么引起的

前面讲了鼻炎的症状，那么鼻炎是什么原因引起的呢？

引起鼻炎的原因可以分为个人因素和外部因素。

个人因素　常常挖鼻孔、拔鼻毛这些不好的生活习惯致使鼻腔皮肤黏膜破损和毛囊损害而继发感染，并易损害鼻中隔静脉血管网，导致鼻炎。贫血，糖尿病，结核，心、肝、肾疾病及内分泌系统疾病，均可使机体抵抗力下降及鼻腔黏膜血液循环障碍而导致鼻炎。

外部因素　环境因素是导致鼻炎的一个不可忽视的因素。当工作或生活环境处于干燥、粉尘或有害物质污染的情况下，很容易使鼻黏膜受到刺激和伤害，引发鼻炎。此外，当气温变化较大时，无论是骤冷或骤热均易使鼻黏膜受到刺激而易患鼻炎。

据统计，慢性鼻炎的发病率高达87.3%，这是一个令人心惊的数字。但是，许多患者都走入了一个误区，总觉得鼻炎只会给生活带来一些困扰而已，比如受到鼻塞、流鼻涕的侵袭，当侵袭过去，便会对鼻炎放任不管。这些患者总是觉得鼻炎也没有对健康带来太大的伤害，这种观点是不正确的。长期鼻炎会对机体造成严重的危害。因此，得了鼻炎首先应该到正规医院的耳鼻喉科进行检查，在没有全面检查的基础上盲目用药医治，只会造成越治越糟的结果。

 ## 得了鼻炎为什么会变丑

鼻炎是困扰很多人的烦恼，在我国，每10人中就有1~3人患有不同程度的过敏性鼻炎。你知道吗？鼻炎会影响一个人的面容，让人慢慢变丑。听到这，鼻炎患者可要掬一把辛酸泪了。

得了鼻炎会变丑是因为鼻炎引起的鼻塞会使孩子长期张口呼吸，让孩子变丑。据调查，儿童张口呼吸80%与鼻炎相关。鼻炎容易造成鼻塞，当鼻塞严重时，患者会自动转为张口呼吸。为什么用嘴巴呼吸会改变面部呢？这是因为当用鼻子呼吸时，嘴巴闭合，这时候的舌尖是非常自然地顶在上腭的黏膜皱襞上。然而，张口呼吸时，舌体后坠下沉以打开口腔通道，长此以往，原本应该往前往下发育的下颌骨（俗称下巴）容易发育受限形成后缩面容。

有一篇报道，说的是外国一对双胞胎女孩从小得了鼻炎，用嘴呼吸。一个女孩被医生矫正了，改为用鼻子呼吸，而另一个没有被矫正，等到了成年时期，她们的长相不一样了，其中用嘴呼吸的女孩下颌就变得很不好看。

所以一定要足够重视过敏性鼻炎，否则孩子真的会变丑，这不是危言耸听，而是赤裸裸的事实，想要保持美丽的姑娘请一定要记得好好用鼻子呼吸。

 ## 过敏性鼻炎和感冒的区别在哪里

网络上有个表情包，图片上的文字是"自从得了鼻炎，就再也搞不清楚自己究竟是不是感冒了"。临床上大约有7成以上的过敏性鼻炎被误诊为感冒。鼻炎和感冒的相似程度可见一斑。

很多人分不清过敏性鼻炎与感冒的区别，导致耽误了治疗时间，甚至加重病情。过敏性鼻炎是人体免疫系统异常而产生对外界刺激的过度反应。感冒则是全身免疫力下降或上呼吸道局部屏障作用下降，导致病毒、细菌侵害人体出现上呼吸道感染。因为两者都伴有炎症，引起的生理、病理症状相似，导致很多患者混淆。如果不及时治疗过敏性鼻炎，而误认为是感冒的话，过敏性鼻炎就会很容易发展成更严重的疾病。

那么，如何来区分过敏性鼻炎和感冒呢？其实，可以从一些细微的症状上进行区别。比如感冒时打喷嚏次数不多，且在初期只流些清水鼻涕；而过敏性鼻炎则是连续打喷嚏，伴随大量鼻涕流出，有时清鼻涕会从鼻孔滴出水。其次，感冒时会长时间鼻塞，而过敏性鼻炎则是鼻腔与咽喉部位非常痒，严重时还会伴有眼、耳、咽喉、硬腭等多处发痒。另外，也可以从发病时间上进行区分：感冒一般在季节变换或寒冷季节发病，通常持续一周；至于过敏性鼻炎，通常在春秋季发病，往往会持续更长时间，有时甚至是常年性的。而且，感冒是找不到过敏原的，一般持续在一周或10天左右，甚至更长时间。

告诉你鼻炎的克星

鼻炎不仅会让人变丑，还会让人与鼻塞、流鼻涕、鼻痒、打喷嚏等症状相伴，非常痛苦。长期不治疗鼻炎会影响患者的睡眠情况，导致失眠、忘性大，进而影响到患者的正常学习、工作、生活。

19岁的阿叶如愿考上了心仪的学校，也有了新的室友。三个月过去了，她还是记不住朝夕相处的室友的名字，而且，室友跟她分享一个有趣的事情，转眼她就忘了。室友很不开心，问她是不是对她们有什么意见。她自己也很苦恼，后来偶然看到鼻炎的相关科普文章，她才恍然大悟，原来自己总是记不住事儿是缠了她2年的鼻炎导致的。鼻炎是病，得治。但是根治鼻炎有难度，为了不出现跟阿叶一样的状况，我们可以通过以下途径来缓解鼻炎的症状以减轻痛苦。

日常习惯很重要

冷水洗脸 冷水洗脸可以使鼻部血管收缩，有助于缓解鼻塞症状。打一盆冷水，深憋一口气，同时把头低下来，将鼻子浸入冷水中，大约过两秒钟离开水面，连续3~5次，早上可以适当多重复几次。

食疗方法 ①新鲜椰子肉150克，榨汁；黑枣20枚，去核；鸡肉200克，切块；枸杞子50克，洗净。以上四味同碗隔水蒸熟，加调味品后食之。本方具有健脾滋阴、益气通窍的功效。②将蒜和醋一起密封在罐子中，一个月后开启，每天对准鼻孔熏半个小时。③经常吃白萝卜和胡萝卜可有效缓解过敏性鼻炎症状，特别是白萝卜还可以提高呼吸系统免疫力。④尽量避免吃油炸、辛辣、腌渍、烧烤等刺激性食物。

这些算是平时的日常注意事项，不注意的话，病情就会加重。

做做鼻操 经常上下按摩鼻子，按压迎香穴有助于缓解过敏性鼻炎症状。这个方法一定程度上能促进血液循环，有助于鼻部血管收缩，减少局部淤血，对缓解鼻炎症状有好处。这个方法简便易行，随时随地都可以做。简简单单地揉揉鼻子就会起到神奇的效果，你能想到吗？

体育运动 加强体育锻炼是增强人体免疫力的好方法。患者可以通过晨跑、游泳、打太极拳来增强自身的体质。体育锻炼成本低廉，简便易行，最关键的是要有一颗坚持到底的决心和恒心。"千里之行，始于足下"，从今天开始，行动起来，去运动吧！曾有一个患鼻炎八年的患者，硬生生地通过跑步来提高自己的免疫力，而提高免疫力是治疗鼻炎的根本。于是乎，他的鼻炎就这么好了，是不是很神奇？

这样神奇的事情也会发生在你的身上，只要养成以上这些日常习惯，就会对缓解鼻炎有大大的帮助，甚至会治愈鼻炎。

塞鼻与洗鼻

塞鼻疗法　应用此法时，先用棉签蘸生理盐水或茶水清洗鼻孔，然后将药草塞入鼻孔。这里介绍的药草是鹅不食草，它为菊科石胡荽属石胡荽，生于田野畦畔，一年生小草本，茎为淡绿色，味辛，气香，性温，无毒，入脾肺经。鹅不食草内服散气去积止痛，外用取嚏通窍去翳，主治跌打损伤、感冒鼻塞、小儿疳积、百日咳；外治目生翳点、鼻瘜、慢性鼻炎。该草药在闽南地区比较常见，喜阴凉。使用时可把中药鹅不食草放入纱布中卷好，用白酒浸透后，轮流塞入鼻孔。

鼻炎发作时，鼻涕与喷嚏齐飞，简直尴尬极了，而塞鼻疗法见效很快，基本十分钟左右鼻炎就可以被大大缓解。除此之外，鼻炎患者还要注意几点：早睡早起，三餐要吃饱，特别是用药期间。一般1~3天可见效，见效后更要注意一下身体，以免复发。

清洗鼻腔　清洗鼻腔就是直接用手捧清水将其灌入鼻腔，连续进行5~8次即可。然后用拇指和食指掐住鼻梁，上下依次揉搓20~30次。用冷水洗鼻可增强鼻腔的耐寒能力，同时滋润鼻腔黏膜，清洁鼻腔。揉搓鼻梁可改善鼻黏膜的血液循环，增强鼻腔对天气变化的抵抗能力。这个方法不仅可以缓解鼻炎，还能预防感冒。

远离过敏原　千万别以为得了过敏性鼻炎，就只会打喷嚏、流鼻涕，扛扛就好了。且不说喷嚏和鼻涕齐飞的场面不好看，更何况任过敏性鼻炎自行发展的后果，还有可能会引发鼻窦炎、鼻息肉、中耳炎等疾病！过敏性鼻炎分为常年性和季节性两类。季节性的原因多由花草、树木等引起，也称为室外变应性鼻炎；常年发病的多由尘、螨、霉菌、烟草、动物皮毛、化学用品等引起，也称为室内变应性鼻炎。如果是过敏性鼻炎，最好到正规医院耳鼻喉科报到，寻求针对性的治疗方法。同时在生活中注意改善室内通风，控制房间湿度等；每周用热水清洗床单、被罩，阳光暴晒；定期清洗空调过滤网。不远离过敏原会加重过敏性鼻炎的病情。

特殊时节特殊对待 ①花粉传播高峰时期，最好不要在户外久待，以免引起季节性鼻炎。香水、化妆品等都会刺激鼻腔黏膜而导致鼻窦炎，所以也要尽量避免接触；②夏季气候炎热，很多人会选择在室内开空调。对于鼻炎患者来说，不能长时间地待在空调房里，防止一出来感受到冷热空气剧烈交替引起感冒；③秋冬季节为流行病多发期，鼻炎患者要尽量避免到人多密集的地方。在家中时，也要经常通风换气，保持室内空气清新。

不是首选方案的方案

手术一般不作为鼻炎患者的首选方案，手术采用切断鼻腔内的负责鼻腔感觉神经的方法，让你以后不再发生像打喷嚏、流鼻涕这种情况。手术有一定的风险，鼻部神经、血管都伴行很多，若手术部位不够准确，可能你的鼻腔感觉就减退了。

手术的最大副作用是可能引起空鼻症。得了空鼻症，真得非常痛苦，患者会出现失眠、烦躁、抑郁，甚至自杀。因此选择手术治疗一定要慎重再慎重。

鼻炎治疗是一个长期的过程，需要患者坚持正确的生活习惯，并保持良好的心态。遇到鼻炎也不要怕，它是有克星的。没有得鼻炎的朋友一定要提高警惕，治未病。

 ## 这几个"通窍穴"就是最好的治鼻炎药

中医穴位按摩是一个不错的自我保健方法，透过穴位按摩，可以宣泄邪气，通利鼻窍。针灸学上说鼻子周围有4个重要的穴位，对于缓解鼻子过敏产生的打喷嚏、流鼻涕、鼻塞等症状有不错的缓解效果。

有一则笑话讲的是小明和小华一起在食堂吃饭，突然一阵风吹过，小明因为得了鼻炎，就打了几个喷嚏，喷嚏中还夹杂着一些鼻涕。这时，小明突然发现，自己对面的小华夹起的菜上挂着一坨鼻涕。这个笑话听上去很尴尬，但是小明要是能经常按揉鼻部穴位，这样尴尬的事情便不会再发生。

鼻子周围的重要穴位

印堂穴　印堂穴在人体前额部，两眉头连线的中点处。中医认为印堂穴有清头明目、通鼻开窍的功效。

我们经常在电视上听说过"印堂发黑"这个词，是暗示一个人运气不好的意思。印堂穴是一个精气元神聚集的地方，中医认为，精、气、神为人体三宝，精充气足神旺，则身康体健。中医上讲，印堂发黑说明人体心脏功能不佳，脑部供血不足，心脑缺血缺氧，甚至有心肌坏死的情况；印堂过红代表血脂异常，血压高，脾气大，易中风；印堂发黄说明人体气血不足，脾胃虚弱等。当这些症状出现时，均可以通过按摩印堂穴来改善。据《灵枢·五色》中所述，印堂可以反映肺部和咽喉疾病。到了现代，对于印堂的研究已不再局限于肺部，而是反映五脏的兴衰和全身的健康。按揉印堂穴有醒脑通窍明目的功效，经常按摩印堂穴位还可以使头脑反应敏锐，增强记忆力，改善视力减退。此穴对慢性鼻炎引起的鼻塞与伴随而来的头昏、头痛、嗅觉功能减退等也具有明显的调理和改善作用。

迎香穴　迎香的意思是迎来世界的芳香，这个名字一听就知道跟鼻子有关。没错，它的位置在鼻翼外缘中点，旁开0.5寸，鼻翼外缘中点旁的鼻唇沟里，通俗地说，迎香在鼻翼旁开约1厘米的皱纹中。它是治疗鼻炎、鼻塞的重要穴位，可以通调经气，疏泄两经风热，故通利鼻窍、疏面齿风邪的作用较强，是治疗各种颜面疾患的要穴。

鼻塞时按揉迎香穴通常可缓解鼻塞，若未见效，可按压印堂穴。将中指指腹按在印堂穴上，稍用力往上推，再缓慢往下压。如此施加几次刺激，鼻塞就可缓解。经常用食指指腹垂直按压迎香穴，每次1~3分钟，能使鼻腔保持通畅，对肺部也有很好的保健作用，可预防肺病。

上迎香穴 如果在擦热迎香穴的时候将范围稍微扩大一点，就可以刺激到另外一个治鼻炎的穴位——上迎香（鼻通穴）。上迎香就在迎香的上方，即在鼻唇沟向上延伸至鼻翼上缘处。将迎香与上迎香配合起来使用，治疗鼻炎的效果倍增。方法是将双手大鱼际擦热后，擦摩鼻旁鼻唇沟，从迎香到上迎香，反复纵向擦摩，使局部发红发热即可。

水沟穴 水沟穴是一个重要的急救穴位，位于人中的上三分之一与下三分之二交界处。其属督脉，为手、足阳明，督脉之会。刺激水沟穴可以升高血压。在危急情况下，升高血压可以保证机体各个重要脏器的血液供应，维持生命活力，而节律性、连续弱性或强性刺激水沟穴，都能使动脉血压升高。刺激水沟穴可影响人的呼吸活动，有利于节律性呼吸活动的运行。除此之外，针刺或是用手指常刺激水沟穴还有保健作用。比如每天坚持刺激水沟穴5分钟，可改善脑部血液循环，有助于防治头晕、嗜睡、失眠、健忘、精神不振等，也可以预防阿尔茨海默病和梅尼埃病。

按摩上述穴位方法

按揉以上穴位时，可以按照印堂、上迎香、迎香、水沟的顺序来按摩。按揉印堂穴需要将右手的中指伸直，其他手指弯曲，将中指的指腹放眉心处，用指腹揉按穴位，用力适度。每天早晚各揉按一次，每次2~3

分钟。此外，也可采用右手拇指、食指捏起两眉间的皮肤稍向上拉的方法，每日早晚各提拉50～100次。

按摩穴位配合以下七个方法更佳

用湿毛巾热敷鼻根　在外界环境冷热变化的刺激下，丰富的鼻黏膜血管很容易舒张、收缩。准备一条干净的毛巾，浸泡在50℃左右的热水中，约30秒后趁热捞起，轻轻地拧干，将热毛巾捂住鼻孔，同时用鼻子深呼吸，这样可以将大量的热气吸入鼻孔，效果更好。热敷持续10分钟左右，如果中间感觉毛巾变冷了，可以放到热水中加热，再重复上述动作。如果有面部感染、软组织挫伤、皮肤湿疹等，不能热敷。

搓揉鼻翼　仰卧，按摩者用双手食指、中指同时搓揉两侧鼻翼部2分钟，以有温热感为宜。

捏鼻孔　用一手食指与拇指捏压鼻孔，一捏一放，每分钟40次，持续3分钟，以鼻部出现发酸感为宜。

搓鼻梁　食指指腹放在鼻尖部，沿鼻梁至印堂上下搓30～40个来回。

点按头顶　仰卧，按摩者双手拇指自前发际向后，交替按压头部正中线至百会穴3～5遍，点揉上星、百会穴各1分钟，以有酸胀感为度。

点揉风池穴　正坐，按摩者用一手拇指和食指同时点揉双侧风池穴1分钟，以有酸胀感为度。

点揉合谷穴　正坐，按摩者用拇指分别点揉双侧合谷穴各1分钟，以有酸胀感为度。

鼻炎很难根治，但只要通过合理的调理以及按揉"通窍穴"，是可以缓解的。犯鼻炎时，不妨试试上述几个穴位，你的鼻子就会轻松许多。需要注意的是，一定要坚持不懈，长期地按揉。鼻炎被治愈后，也要经常按揉，这样不仅可以防止鼻炎复发，还能够预防伤风感冒，而且还能给鼻子美容。

 ## 鼻炎患者要预防鼻咽癌

鼻炎和鼻咽癌，乍一看没什么关系的名词之间有什么联系呢？这两种疾病之间有什么关系呢？鼻炎患者为什么要预防鼻咽癌呢？

鼻炎与鼻咽癌

鼻炎是耳鼻喉科常见疾病，主要表现为鼻塞、流涕、打喷嚏、头疼等症状，多由感冒引发。鼻炎一般是不会恶化的，但是，当鼻炎得不到有效的治疗，就会发展成慢性鼻炎，继续发展，鼻炎反复发作，就有可能恶化，导致萎缩性鼻炎、鼻窦炎、鼻息肉，甚至诱发鼻咽癌。

韩国明星金宇彬因热播剧《继承者们》被广大观众熟知，他在2017年5月被确诊为鼻咽癌后一直在接受治疗。鼻咽癌是发生于鼻咽黏膜的恶性肿瘤，是我国高发恶性肿瘤之一，发病率居耳鼻咽喉恶性肿瘤之首。它的病因包含遗传因素、病毒感染和环境因素，可能与多种化学致癌物质有关，如亚硝胺类及微量元素镍等。此外，维生素缺乏、性激素失调等均可以改变黏膜对致癌物的敏感性。

其实，我们的身体是有防御机制的，一般身体各部位的反应会给我们很多提示去防御疾病，但是我们却没有发现或者重视。

鼻咽癌早期信号需警惕

在一般情况下，鼻咽癌早期都会有耳鸣、头晕、涕中带血等征兆。另外，在鼻炎患者中，那些长期反复发作的人在日常也可能会有鼻塞、鼻出血的症状。人们极易把两者混淆，从而忽视鼻咽癌的早期症状。

出血 鼻咽癌患者早期时流鼻涕带血，但时有时无。晚期出血较多，可有鼻血。

头痛 头痛是鼻咽癌的常见症状之一，鼻咽癌早期就有头痛，多偏向一侧，呈间歇性；晚期一般出现持续性剧烈头痛的症状，人们将其误认为神经性偏头痛。早期头痛可能是因为血管神经反射，晚期则是肿瘤压迫到了颅底神经所致。

耳鸣 鼻咽癌早期，病灶会压迫或阻塞咽鼓管咽口，引起该侧耳鸣、耳闭及听力下降、鼓室积液，很容易被误诊为分泌性中耳炎。

面麻 面麻指面部有麻木的感觉，可能跟肿瘤入侵脑部其他结构有关。

颈部淋巴结转移 颈淋巴结转移者是很普遍的，据调查，发生颈淋巴结转移的鼻咽癌患者占一半以上。转移肿大的淋巴结是颈深部上群淋巴结，呈进行性增大，质硬不活动，无压痛，始为单侧，继之发展为双侧。颈部淋巴结转移常为鼻咽癌患者就诊的首发症状（23.9%～75%），有少数患者鼻咽部检查不能发现原发病灶，而颈部淋巴结转移是唯一的临床表现，这可能与鼻咽癌原发灶很小并向黏膜下层组织内扩展有关。

现实生活中，人们往往谈"癌"色变。但其实鼻炎也是一种"不死的癌症"。鼻炎发作反复，给人带来痛苦，简直跟得了癌症一样，甩不掉，治不好。

32岁的周先生已经有3年鼻炎病史，在这3年中，他睡眠状况不是很好，平时鼻塞、流涕也总是困扰着他。鼻炎危害如此之大，做到防患于未然，提前预防鼻炎，扼杀鼻炎转变成鼻咽癌的可能性也是很有必要的。

将预防鼻咽癌进行到底

要注意日常的气候变化，预防感冒发生，注意保持鼻子与咽喉的卫生，每天要多次漱口，必要的时候还要进行鼻咽腔的冲洗，防止病毒侵入感染。

尽量避免吸入有害物质，如甲醛是一种无色、有强烈刺激性气味的气体，致人咽喉疼痛，咳嗽胸闷，可导致嗅觉异常，刺激过敏，长期接触低剂量甲醛可以引起慢性呼吸道疾病，引起鼻咽癌。

吸烟人群最好戒烟，因为香烟中含有大量的尼古丁，它是一种难闻、味苦、无色透明的油质液体，挥发性强，在空气中极易氧化成暗灰色，能迅速溶于水及酒精中，通过口鼻支气管黏膜很容易被机体吸收，诱发鼻咽癌。

如果发现鼻涕带血丝，或有不明原因的颈部淋巴结肿大、中耳积液等，一定要及时到医院做鼻咽部的检查。因为咽喉炎和鼻炎可以演化成鼻咽癌。

不吃或少吃咸鱼，因为经常吃咸鱼会导致鼻咽癌。根据研究分析，咸鱼是直接引起癌症的食品，特别容易导致鼻咽癌的发生。中国南方15~40岁的人群中，患鼻咽癌者较多。美国科学促进会与会者在一次会议期间提出，咸鱼和鼻咽癌有非常大的关系。香港的生物化学家从咸鱼里分离出亚硝胺成分。而据现代科学研究，亚硝胺已被证实为严重的致癌物，咸鱼中的致癌物亚硝胺是鱼在用盐腌制晒干过程中产生的。

注意饮食结构的合理性，不偏食，不挑食，多吃水果蔬菜。

加强锻炼，提高身体素质。另外，患者不可大力擤鼻涕，以防浊涕走窜入耳。也不可长时间使用血管收缩性滴鼻液，如麻黄素、奈甲唑林等，以免引起药物依赖性鼻炎。

最需要注意的是，鼻炎如果长久不治，炎症扩展到鼻咽部，就会使鼻咽部发生癌变。因此，阻止鼻炎恶化的方法之一就是进行正规治疗。

现如今，不仅越来越多的人患鼻炎，患者的年龄还趋向低龄化。患者切莫忽视其对人体的危害，得了鼻炎务必要及时治疗，避免鼻炎出现恶化，铸成大病。与此同时，还要做好鼻咽癌的预防工作。

第九章

年轻人，别把脖子疼不当回事

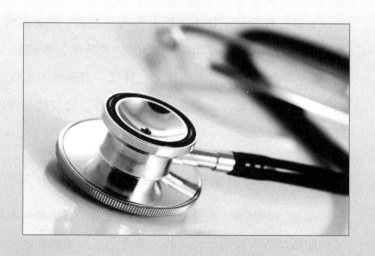

为啥说颈椎是生命的关口

现如今，人类出现了一个新的"种族"——低头族。这个"种族"正以迅雷不及掩耳之势覆盖全人类。这个"种族"除了视力不好外，他们的颈椎也不好。今天，我们就来好好说一说颈椎。

颈椎是人体最容易衰老的地方

颈椎有七节，神经连接头面部，是脊柱当中最容易受伤且最没有安全感的地方，颈部还有两条大动脉。颈椎就像人体的十字路口，是气血供应头部的主要通道。

人体循环是从上往下，当人体内"毒素"较多的时候，"毒素"首先堆积的地方就是颈椎。由于颈椎的位置特殊，故而是人体的十字路口，"毒素"堆积就会造成颈椎硬化、衰老。当颈椎不通就会造成脑垂体功能低下，不能很好地分泌激素，尤其是女性，会直接导致内分泌失调，提前进入更年期。

什么？这些祸源均来自颈椎

颈椎共有七节，在骨质形成的椎管内，有延髓向下延伸的脊髓颈段。延髓的粗细程度相当于小手指，重要的生命中枢如呼吸中枢、心血管舒缩中枢、呕吐中枢等均位于此。有人针灸后颈部的大椎、陶道穴，不小心伤及延髓，倾刻间可致患者呼吸麻痹。同样，延髓的病变和小脑的病变如肿痛、出血、血栓等都很危险，治疗棘手。

年轻人，别把脖子疼不当回事

体操运动员桑兰、国家排球队主攻手汤淼等人在运动时不慎颈椎骨折，造成四肢瘫痪、大小便失禁；或许你也听说过某家小孩因误吸花生米、糖豆等致气道窒息，危及生命；人在病情垂危时也常需进行气管切开术；甲状腺功能亢进患者颈部的甲状腺肿大、突眼、心悸、急躁，血压与基础代谢率增高，甲状腺上方的甲状旁腺与钙代谢有关，因为缺钙，故甲状旁腺病变时可引发手足抽搐症；他伤、自伤危及颈动脉时可血流如注，血流泵高达 1～2 米，瞬间导致死亡。以上诸种严重情况，其祸源均来自颈部。

低头，低头，危害颈椎

请问，你现在的脖子是向前下方弯曲的，还是直的？请问，你的脑袋是往前凑的，还是跟肩膀处于同一水平呢？请问，您低头的次数是不是总在增加，且越来越低？如果是，那么恭喜你已经步入低头一族。

长时间的低头会让颈椎不舒服。科学研究更是证明了这点。经科学验证得出结论，当头部垂直于颈椎时，肌肉的拉力为 0，即目前颈椎所承受的重量全部来自于头部，也就是 0.5 千克。若增加低头的角度，当头低至 15° 的时候，测力计的数值为 0.5 千克，此时，颈椎的受力为头部重量与肌肉拉力之和，即 1 千克，也就是说此时颈椎所受到的压力为垂直时的 2 倍。在角度达到 45° 时，颈椎所承受的压力达到了 1.85 千克，即颈椎所受的压力为垂直时的 3.7 倍。当人体低头角度达到 60° 时，颈椎承受的压力达到了 2.25 千克，即颈椎所承受的压力达到了垂直时承重的 4.5 倍。

说的通俗一点，现实生活中很多低头族在看手机的时候，低头角度大多超过 45°，甚至达到 60°。以头部重量为 8 千克来计算，当头部低至 60° 时，颈椎承受的重量为 30 多千克，这相当于给颈椎挂上了两个超级大西瓜。

都是颈椎功能不好惹的祸

俗话说"能者多劳",颈椎是脊椎中最灵活、活动频率最高的椎体,还是神经的重要通道,就好像是一个双行线的高速路一样,既要将大脑发出的指令输送到全身各处,还要将全身各处的各种信息通过颈椎发送到大脑。中医经络学中,人体的督脉、小肠经、膀胱经、胆经以及三焦经5条重要经络都从后颈及肩部通过。这个"能者"它当之无愧。它也是干活最多、受累最多的部位,也容易生病。

颈椎生病后,"毒素"堆积在颈椎以后就会压迫血管,使血液无法很好地输送到头部和面部,就会引起头部的头晕、头痛、大脑供氧不足,易疲劳,睡眠质量下降,记忆力减退,还会引起面部发黄、发暗、长斑、皮肤衰老等,具体如下。

头部供血不足 出现头晕、头痛、偏头痛等头部症状。睡眠质量差,多梦,难以入睡,即使睡着了也容易醒。

皮肤衰老 面部的循环、排"毒"和吸收受到影响,导致面部晦暗,没有光泽,肤色不均,皮肤松弛与实际年龄不符。经常有倦容,抵抗力差,易过敏,易留色素印,长斑。对于女性而言,做了很久的专业皮肤护理,却没有多大效果,实在是一件让人心塞的事情。殊不知,这是颈椎不好惹的祸。

激素分泌失调 脑垂体激素分泌失调还会使心理神经敏感,导致患者出现易怒、不自信、多疑等不良的心理情绪。此外,颈椎变形会造成腰椎变形,腰椎变形会压迫坐骨神经,同时引发内分泌失调,出现腰酸背痛、腿脚无力、易疲劳、月经不调、痛经、易肥胖、性生活不和谐、宫颈糜烂、子宫肌瘤。这是一个恶性循环。

身体不适 用手按肌肉后出现疼痛、酸胀,肩胛骨缝痛,经常四肢发麻，手脚冰凉，做事韧性差，易在短时间内出现疲劳现象。

吞咽障碍，视力障碍 吞咽时有梗阻感，食管内有异物感，少数人有恶心、呕吐、声音嘶哑、干咳、胸闷等症状。这是由于颈椎前缘直接压迫食管后壁而引起食管狭窄，也可能是因骨刺形成过速使食管周围软组织发生刺激反应所引起。还可表现为视力下降、眼胀痛、怕光、流泪、瞳孔大小不等，甚至出现视野缩小和视力锐减，个别患者还可能发生失明。这与颈椎病造成自主神经功能紊乱及椎 – 基底动脉供血不足而引发的大脑枕叶视觉中枢缺血性病损有关。

颈椎是生命的关口，保护好颈椎，守住这个关口非常重要。

 最近脖子不舒服，有没有事

张先生最近很苦恼，脖子老是不舒服，低头玩手机、吃饭都不方便了，影响到了正常生活。在家人的陪同下，他到了医院就诊。经过检查，他被确诊为颈椎病，开始了漫长的治疗之路。

本案例中的张先生脖子不舒服，是因为患了颈椎病。那我们先来看看造成脖子不舒服的元凶之一——颈椎病。

颈椎病

长时间低头伏案工作、使用电脑办公、高枕睡眠，或开车时间过长等会使颈椎发生退行性变，当颈椎退变到一定程度后就会造成颈椎骨质增生，以及颈椎间盘突出。骨质增生和椎间盘突出压迫到颈部神经、肌肉、韧带、血管等就会产生颈椎病。

其实，除了颈椎病，还有其他几种原因引起脖子不舒服。

颈部肌肉劳损

颈部肌肉劳损也叫颈肌纤维织炎，是由于颈部的软组织反复急慢性损伤，出现颈部肌肉创伤性无菌炎症及疼痛，刺激肌肉产生持久的收缩状态，出现肌紧张，肌肉长期痉挛造成局部软组织血管痉挛，肌肉和筋膜供血不足，营养障碍，组织无菌性炎症加重，如此形成恶性循环，使疼痛加剧。

颈部外伤

颈椎外伤的原因很多，如车祸、跌倒、撞击等，损伤到颈部肌肉、骨骼等而出现颈部疼痛。

落枕

落枕是颈椎小关节错位所致，当扭伤颈部或者睡觉姿势不正确或者突然受到风寒湿邪等入侵，致使颈椎关节出现错位而引起颈部疼痛。这种疼痛多为突然发作，颈部转动，疼痛即加重。

其实，脖子不舒服，落枕、劳累过度、久坐是最常见的原因。一般休息几天就没什么事了。最严重的就是发展成病例中和张先生一样的颈椎病。当脖子剧烈疼痛影响到正常的生活时，要立即到医院就诊。

 ## 出现颈椎病的真相是什么

如果只是因为落枕或劳累过度而使颈部不舒服，休息几天就会好。但是颈部不舒服进一步发展，就会出现颈椎病的症状。

好好了解颈椎曲度变直

正常的颈椎是有一个向前弯曲的弧度，正是由于这个弧度，使得组成颈椎的7块小骨头能够承担整个头颅的重量，并完成各种动作。颈椎曲度变直就是颈椎生理性的弧度变直，是颈椎已经出现问题的征兆。

为什么会引起颈椎病

人们通常认为颈椎病多出现在中老年人当中，但是相关统计数据显示，我国近年来颈椎病的发病年龄日益提前，30岁左右的年轻人颈椎病发病率更是呈逐年上升趋势。其中，上班族久坐在电脑旁、枕头过高或过低、过度疲劳、姿势不良以及穿鞋不合适等都有可能引发颈椎问题。女性长期穿高跟鞋也会带来很多疾病，穿上高跟鞋后，为了保持平衡，身体会重心前移，保持前倾，腰前凸会比正常人严重很多，可能引起脊柱变形，腰椎和颈椎受力集中，并且肌肉力量紧张，长期劳损引起疼痛，容易加重颈、腰椎病的发生。如果长期得不到治疗，严重的还会压迫神经，需要到神经科接受治疗。

脖子很怕遭遇紧急拉伸。在车上打瞌睡时，人处于睡眠状态，颈椎比较脆弱，如遇到急刹车，颈椎极易受到损伤，导致错位，严重时还会损害神经。背过重的包时，女性的颈部肌肉会一直处于紧绷的状态，时间过长易使颈肩部肌肉疲劳，导致颈椎疼痛。

夏季颈椎病多发

夏日室外燥热难耐，室内空调凉爽如秋。可在空调房待久了，颈背部不经意间就着了凉，诱发或加重颈椎病。天气一热，午后就更容易困顿不堪。很多办公族习惯趴在办公桌上打个盹，可往往一觉醒来后，会感到颈部肌肉发酸、发胀，甚至疼痛。

夏季室外炎热的高温更让宅居避暑理所应当。可在家看电视、玩电脑等长时间保持一种坐姿，再加上低头或是跷二郎腿等不良习惯，都会使肌肉受力不均，影响脊椎健康。特别是长期低着头，颈椎会过度倾斜，或者长期对着电脑，脖子僵直过久，都会引发或加重颈椎病。

天气炎热时，晚上睡觉也会辗转难眠，翻身的频率就更高了。但频繁的翻身和枕头选择不合适，容易导致落枕。枕头过低使头部始终处于一种下沉的状态，颈部肌肉易痉挛；而枕头过高则使颈部肌肉始终处于一种牵拉的状态。这些都会让颈椎保持高度紧张，引发颈椎不适。

颈椎病的危害

俗话说："冰冻三尺，非一日之寒。"颈椎病不是一天两天能形成的，而是长年累月的不良习惯导致的。实际上，这也为诊断提供了太多可以参考的信号，只不过经常被忙碌的人们忽视了而已。那么，哪些情况下应该考虑可能患有颈椎病呢？颈椎病的临床症状较为复杂，主要表现有头、颈、肩、背、手臂酸痛，颈项僵硬，活动受限。归结起来，主要有以下几个方面。

头部症状　颈肩酸痛可放射至头枕部和上肢，轻者伴有头晕、头痛、失眠，重者伴有恶心、呕吐、耳鸣及耳聋等症状，卧床不起，少数可能猝倒。有的一侧面部发热，有时出汗异常。

由于颈椎增生性改变压迫椎动脉引起基底动脉供血障碍，导致一时性脑供血不足，患者会在行走中因突然扭头，身体失去支撑而摔倒，并伴有剧烈眩晕或头痛、恶心、呕吐、出汗等症状。但和脑动脉硬化不同，颈椎病患者发病跌倒后，会因颈部位置改变而很快清醒并站起，不伴昏迷，亦无后遗症。患者就诊时可同时查脑部核磁与颈椎核磁。颈椎病还可表现为视力下降、间歇性视力模糊、一眼或双眼胀痛、畏光、流泪，甚至出现视野缩小和视力锐减，个别患者还可能发生失明现象，但多数伴有颈椎病的其他症状，如颈肩疼痛、颈部活动受限等。建议出现上述眼部症状而未查出眼部问题时，最好做颈部 X 光片排除颈椎问题。

肩部症状　双肩发沉，肩部酸痛、胀痛，有时疼痛剧烈，特别在劳累、久坐和姿势不当时加重。背部肌肉僵硬，活动后或者按摩后好转；背部有疼痛点，按压、劳累或受寒时不适症状加重。

颈部症状　颈部不适及活动受限，表现为颈部疼痛、酸胀、发僵，晨起、劳累、姿势不正及寒冷刺激后突然加剧。活动颈部有明显的"咯咯"响声，转动颈部不够灵活，用手按压颈部有疼痛点。

颈性高血压　有些高血压是由颈椎病引发，也就是颈性高血压。当中下段颈椎错位时，刺激了颈动脉窦，使血压突然升高（如起床、低头时），有时却又降到低于正常血压值。颈性高血压患者无血管、心、脑和肾等器质性病变，使用降压药物治疗无效，并且常常伴有颈部疼痛、上肢麻木等现象。

心绞痛或心律不齐　颈背神经根受颈椎骨刺的刺激和压迫，会引发心前区疼痛、胸闷、气短等心绞痛症状以及心动过速或过缓。当患者的颈部症状不明显而心血管症状较重时，往往被误诊。和冠心病不同的是，颈椎病患者的疑似心绞痛症状多在低头工作过久、突然的扭头或甩头后发生，患者还会自觉颈部活动受限，颈椎伴有压痛。这类患者就医时需要做一个颈部 X 光片检查。

下肢瘫痪或排便障碍　由于椎体侧束受到颈椎骨刺的刺激或压迫，导致下肢运动和感觉障碍，患者可出现下肢麻木、疼痛、跛行，有的患者在走路时有踩棉花的感觉，个别患者还可伴有排便、排尿障碍，如尿频、尿急、排尿不畅或大小便失禁等。通过头部CT排除脑血管病变后，要考虑颈椎病的可能。

记忆力下降　不要一味认为记忆力下降就是老年痴呆，还可能是颈椎病在作祟。大脑运转靠血液，而颈椎病，尤其是椎动脉型颈椎病极易造成颈部通过的血流量减少，引发脑供血不足，让患者出现头晕、健忘等"伪痴呆"症状。合并有颈动脉狭窄的老年患者表现可能更明显。90%以上的颈椎病患者都将导致类似于更年期综合征的并发症，会出现多梦、易激动、莫名心烦、记忆力减退等症状。

中风、猝倒　据不完全统计，中风病患者中有90%以上都有颈椎病，可怕的是很多人都不注意，到中风后才发现是颈椎病诱发了脑部神经受到压迫导致了中风。如果是因椎动脉压迫引起，由于对颈椎健康的不重视，很多患者被误诊为神经性偏头疼，得不到正确的治疗，严重的患者将导致脑溢血和突然猝倒。

颈胃综合征　很多人得了"胃溃疡"，久治不愈，或是反复发作，其实这种现象是颈椎的椎动脉堵塞诱发的神经肠胃功能紊乱所导致的。41岁的李先生最近总感觉上腹部不适，肚子胀，有时还隐隐作痛，伴随便秘、恶心、嗳气等症状。他去医院消化科检查，没发现异常。随后，医生仔细询问了他的既往疾病，知道了李先生患颈椎病多年，于是给他做了颈椎CT检查，发现有颈椎间盘突出以及颈5、6节椎管狭窄。他的胃肠不适正是颈椎病闹的，这在医学上叫颈胃综合征。

颈胃综合征是颈椎内的自主神经（又叫内脏神经）受压迫所致，自主神经分为交感神经和副交感神经。交感神经受压迫易出现口干舌燥、不思饮食、腹胀、打嗝嗳气、上腹疼痛、恶心、呕吐等症状，严重的甚至发展为胃炎。副交感神经受压迫会引起食欲增强、灼热烧心、反酸嗳气等症状，尤其会出现饥饿时胃痛、进食后缓解的症状，类似溃疡病。另外，不同颈椎受压迫可能导致不同的症状。如颈2～3受压迫可出现头痛、头晕、头昏、眼胀、视物模糊等；颈3～5受压迫可发生呃逆。

颈心综合征 颈心综合征表现为心前区疼痛、胸闷、心律失常（如早搏等）及心电图ST段改变，易被误诊为冠心病。

吞咽障碍 吞咽时有梗阻感、食管内有异物感，少数人有恶心、呕吐、声音嘶哑、干咳、胸闷等症状。

 ## 为什么出现手麻、肩疼、手抖

为什么颈椎病会出现手麻、肩疼、手抖呢？这些症状与颈椎病看似风马牛不相及，实则息息相关。

手麻的原因

临床上可引起手麻症状的原因有很多，如上肢神经卡压、中风、更年期综合征等，大致包括颅内因素、外周因素、全身性因素（如糖尿病的并发症、末梢神经炎等）。

颈椎病是引起手麻最常见的原因。当颈椎间盘发生退行性变后，往往会导致颈椎间盘突出或颈椎关节增生和肥大，这些突出的颈椎间盘或增生的关节一旦压迫邻近的颈神经根时，便会引发疼痛，从而导致手麻。由于颈椎退化，从而造成脊柱变形、椎间孔狭窄，压迫颈神经根，若压迫第六条颈神经根，则会造成大拇指的麻木，若压迫第七条颈神经根，则会造成食指、中指、无名指的麻木，若压迫第八条颈神经根，则会造成小指的麻木，严重者更是会造成手部肌肉萎缩，无法握紧东西。

　　患者可以做颈部的运动来保健。右手掌捏住后颈部，用力仰头，然后放松手掌，头颈亦恢复中立位，再用力捏，仰头反复20次，左手掌亦同。此法通过放松局部肌肉，改善血液循环，牵拉颈椎后关节囊，移开骨刺与神经的位置来缓解手麻症状。腕管在腕横纹正中，两筋之间，用力弹拨40次，一日2次。这种方法也可缓解手麻的症状。

　　闲暇时，可以做颈部保健运动。头往右转，到尽头后回中央，回正，往左转，到尽头后回中央，回正来回10次。头往上抬，回正，低头，回正，来回10次。头向右倾，回正，向左倾，回正，来回10次。头向前平伸，回正，向后缩下颚，回正，来回10次。需要注意的是，在做这些运动时，肩部要固定，头转到顶点才回正。先摸到肘尖，再找到肘内侧骨突起，两者连线中点，用拇指弹拨30次，每日1次。

肩痛的原因

　　肩关节及其周围的肌肉筋骨疼痛称肩痛。肩后部疼痛往往连及胛背，称肩背痛；肩痛影响上臂甚至肘、手部位的，称肩臂痛。因其均以肩痛为主要临床表现，而其他部位的疼痛是由于肩痛而引起的，故可统称为肩痛，应查找病因对症治疗。

　　很多人认为肩痛就是肩周炎。大部分患者通过治疗肩周炎确实能缓解症状，但还有一部分人经过治疗，疼痛不仅没有缓解，反而加重。这些患者大多自述颈部症状不明显，也没有上肢麻木及脚踩棉花感，就是肩膀痛得厉害，年龄大一点的患者认为自己得了肩周炎，但按肩周炎的治疗方案治疗后不见好转，此时应该考虑颈椎的问题。肩痛是因为神经被压迫，因神经的压迫导致肩周及上肢疼痛、活动受限，久之关节粘连，因此很多颈椎病并发肩周炎，但是很多肩周炎的患者却忽视了颈椎病，治标不治本。

　　因此肩痛要找到病因再对症治疗，注意日常保健，杜绝不良姿势，及早发现，彻底治疗颈、肩、背软组织劳损，防止其发展为颈椎病。注意颈肩部保暖，避免头颈负重，避免过度疲劳，避免颈部正对空调风口，都可以预防颈肩痛、颈椎病的发生。

颈肩痛是肌肉慢性劳损的一个表现，是长期伏案工作，久坐或不良生活习惯（如卧床看书、睡过高枕头、长时间保持一种姿势等），工作过于劳累（精神紧张使肌肉无法放松），缺乏锻炼（颈部肌肉力量薄弱）而导致的。因此，上班族伏案工作1小时左右，就要活动3～5分钟，促进局部血液循环，改善肩部疼痛症状。

治疗肩膀酸痛时，穴位疗法最为有效，而其中又以肩井穴最为特效。肩井穴位于大椎穴与肩头连接线的正中央，可夹紧腋下，手指并拢，置于另一边的肩上，此时中指接触之处即为肩井穴。我们一压肩井穴，就会感到一种酸胀的感觉。肩井穴是治疗肩膀酸痛和肌肉筋结的代表性穴位，肩膀的肌肉越僵硬，酸痛的感觉就越强烈。按揉肩井穴时，取坐位，以左手中指按揉右肩肩井穴1～2分钟，换手再次按压。除了肩井穴外，还可按揉曲池和合谷。按揉曲池时取坐位，以左手拇指指尖按揉右臂上的曲池穴1～2分钟，换手。按揉合谷时取坐位，以左手拇指指尖按揉右手合谷穴1～2分钟，再换手进行。用手指压住肩井穴，肩上的血液循环会变佳，硬邦邦的肩膀也会逐渐变轻松。

也可采用两手抱头法、扩胸分肩法、头压手掌法、旋摩肩周法。两手抱头法：两足站立与肩同宽，两手紧抱绕后脑。两肘拉开，与身体平行。扩胸分肩法：两肘收拢，似夹头部，周而复始。两足站立，与肩同宽，两手放于胸前，两肘与肩平直，手背在上，掌心朝下。扩开胸怀，分开双肩时吸气，双臂收回时呼气。头压手掌法：晚上睡前和早上起床前，仰睡在床，伸直双腿，手掌放在头下面，掌心向上，手背朝下，用头紧紧压住手掌中心（哪边痛就压哪边的手掌），每次20分钟。开始几天手臂弯度不能过大，手掌也很难伸到位，可先采用侧睡头压手掌的办法。旋摩肩周法：取坐位，以左手手掌贴于右肩，旋摩肩周50～100次，使之产生温热感，换手。

手抖的原因

手抖在医学上称为震颤。它仅是一个症状，主要表现为不随意的有节律性的颤动。临床上手抖分为静止性震颤、运动性震颤、姿势性震颤、回跳性震颤及震动性震颤等。震颤虽然表现为手的抖动，但其病根多在大脑，皆是因某种疾患使大脑涉及运动协调功能的区域受到损害。

手抖在临床上的病因有帕金森综合征，肝豆状核变性，肝性脑病，小脑、脑干病变，脑动脉硬化，脑缺血，药物中毒，痴呆等。一般来说，手抖症状多在老年出现。应该及时找神经科医生、内分泌科医生和新陈代谢科医生做适当检查，明确病因，正确治疗。

颈椎病引起的手抖也为压迫神经所致，想要改善或控制症状也要从根源入手，保护颈椎。

如何呵护颈部关节

南先生，39岁，颈背部酸困痛伴右肩关节酸痛1年，还伴有记忆力减退、双眼视物模糊的症状。结合此患者病史、症状、体征、查体和X线检查结果，医师初步将其诊断为颈椎病。从南先生的病情状况来看，记忆力减退、双眼视物不清一定对日常生活造成了不小的影响。既然颈椎病会给患者带来这么多不便，那么应该如何呵护颈部关节呢？

药物呵护

西药在本病的治疗中可起到辅助的对症治疗作用，可选择应用止痛剂、镇静剂、维生素（如 B_1、B_{12}），医院用药可选用血管扩张剂及中草药等，对症状的缓解有一定的效果。中药对本病的治疗可起到对因治疗作用。但要注意口服中药的副作用，有的口服中药对肝、肾、胃肠等脏器有损害。

药物治疗是很多人都会选择的一种方法，在病情严重时也会用到，并且配合其他治疗方法。但要注意"是药三分毒"，如果病情较轻，就可以选择其他治疗方法。

颈椎病患者一定会用到的方法

按摩呵护　可以将左手或右手中、食、无名指并拢，在颈部疼痛处寻找压痛点（多在胸锁乳突肌、斜方肌等处），由轻到重按揉5分钟左右，可左右手交替进行。

可以用小鱼际由肩颈部从上到下，从下到上轻快迅速地击打2分钟左右。用拇指和食指拿捏左右风池穴、肩井穴1～2分钟。

可以用拇指或食指点按落枕穴（手背第2、3掌骨间，指掌关节后5分处），待有酸胀感觉时再持续2～3分钟。

可以最后进行头颈部前屈、后仰、左右侧偏及旋转等活动，此动作应缓慢进行，切不可用力过猛。

以上方法是颈椎病患者最常使用的，很多颈椎病患者因为坚持按摩呵护，病情不再加重，有转好的趋势。

刮痧呵护　颈后刮痧的具体方法：在颈后和肩膀均匀涂抹刮痧油，先刮拭第一条线，即从上向下正中督脉上的风府至大椎；再刮拭膀胱经上的天柱至大杼，左右各一条；最后从风池穴刮至肩上的肩井穴，左右各一条，风池穴到颈根部从上向下刮，肩井穴到颈根部从内向外刮。

刮痧要注意两个事项。一是每条线都要分段刮拭，每一下刮拭的长度为3~5厘米；二是刮的同时向肌肤深部按压，遇到疼痛、肌肉僵硬、不顺畅的部位要重点刮拭10~20次。通过刮痧疏通肩颈部的经络，不仅可以治疗颈肩部的疾患，对于人体面部的疾病也有很大的改善。建议已经出现颈肩疼痛的患者，每周刮拭1次；疼痛缓解后，每2~3周刮拭1次以巩固疗效。

刮痧是一种刺激性疗法，人体的肌肤在接受刺激后，会使机体产生大量的血清以增强白细胞的吞噬能力，使免疫力得以提高，达到防治疾病之目的。刮痧疗法可以促进局部的皮肤充血，毛细血管扩张，通过增加局部或病变部位的血液循环，促进肌肉腠理的开阖，使汗腺充血扩张，让病邪通过汗液排出。这种方法没有副作用，颈椎病患者可以尝试。

运动呵护 全身骨骼肌特别是颈椎周围的肌肉只有通过运动不断收缩和舒张，才能挤压血管为其提供充足的营养，还能通过运动变换因工作而固定不变的姿势，因此运动在增强人体体质的同时，还有利于颈椎的健康。因此，这时不妨约上几个好友，一起到户外享受运动吧，快走、慢跑、游泳、练瑜伽等都是比较好的运动项目。

在室内可以选用这个方法：俯卧在硬床上，双臂和双腿同时缓缓向上轻轻抬起，头部后仰，腰骶部肌肉收缩，尽量让胸腹部支撑身体，持续5~10秒后四肢和头部回归原位，放松肌肉，休息5秒再重复做30~50次。这个动作可以增加颈部肌肉的韧性。这种方法简单神奇，长期坚持就会有意想不到的疗效。

牵引治疗 "牵引"在过去是治疗脖子痛的首选方法之一，但近年来研究发现，许多颈椎病患者在使用"牵引"之后，特别是那种长时间使用

"牵引"的患者，颈椎病不但没有减轻，反而加重了。

使用"牵引"的预期作用：①增加椎间隙；②放松颈后部肌肉；③松解神经根压迫，但在实际临床运用中发现这些作用并不明显。

中医外治

中医学将颈、肩、臂痛等症视为痹病，在病因学上通常认为是外伤、风寒湿邪侵袭导致气血不和、经络不通等所致，头晕、目眩、耳鸣则与痰浊、肝风、虚损有关。中医不仅将颈椎病着眼于颈、肩、背、臂等局部，而且还有机地联系脏腑、经络、气血等整体，进行辨证施治；将肝、脾、肾等内脏的功能与筋骨、肌肉、关节功能有机结合，注重两者之间的互相影响、互相促进的作用，故将颈椎病分为风寒湿痹、经络受阻、肝肾不足、气血虚弱、痰湿困阻及外伤等类型。目前较为常见的治疗方式为外敷安椎舒痛膏。睡前一小时做个中药热敷对改善颈背部血液循环、缓解肌肉痉挛有很大的作用。将小茴香少许、盐205克一起炒热后，装在一个布袋里，然后放在颈背部热敷30分钟左右就可以了。但要注意的是热敷时的温度不能太高或时间过久，以免烫伤。

生活习惯呵护

选用合适的枕头 中间低、两端高的"元宝形"枕头对颈椎有很好的支撑作用，可以让颈椎得到很好的放松。对于颈椎不好的人来说，放弃过度柔软的弹簧床吧，木板床、棕绷床才是最佳选择。

平时也可用专门的颈椎枕来改善颈部状况。套用一句广告词，就是"今年过节不收礼，收礼只收颈椎枕"。

及时增减衣物 炎炎夏日里，为了散热，人的毛孔经常处于开放状态。进入秋天后，天气突然变冷，风寒就容易通过颈部的毛孔入侵，使肌肉紧张僵硬，进而引起颈部小关节紊乱，引起颈椎病发作。特别是早晚气温低，晨练出汗后毛孔扩张，晨练所穿的衣服又很单薄，颈部经常露在外面，凉风袭来，直接侵入肌肤容易诱发颈椎病，病情严重者还会引起头痛、头晕。

因此，大家平时应注意防寒保暖，随气温变化及时添加衣服。尽量穿高领衣服，外出佩戴围巾。晨练时间不要太早。早晚锻炼应选择适量的健身项目，尤其是中老年人，室外运动最好不要太剧烈，感觉身体微微发热即可。锻炼时最好随身带一件有领子的外套，锻炼后及时披上，护好脖颈。

保持充足的睡眠　夏季白天长晚上短，不少年轻人喜欢晚上安排很多娱乐活动，导致睡眠时间大大减少。白天疲劳的颈椎在夜间没有得到足够的时间休息，日积月累就会造成颈椎疼痛。因此，一定要保证充足的睡眠，给予颈椎充分的休息。

注意事项

与其等到颈椎受伤后再去接受长期烦琐的治疗，不如先发制人，主动出击。日常生活中注意以下7点，防患于未然。

①睡觉时不可俯卧，枕头不可以过高、过硬或过平。②避免和减少急性损伤，如避免抬重物，不要紧急刹车等。③防风寒、潮湿，避免午夜、凌晨洗澡或受风寒吹袭，风寒使局部血管收缩，血流降低，有碍组织的代谢和废物清除，潮湿会阻碍皮肤水分蒸发。④积极治疗局部感染和其他疾病。⑤改正不良姿势，减少劳损，每低头或仰头1~2小时，需要做颈部活动以减轻肌肉紧张度。预防颈椎病发生最重要的是要改善坐姿，埋头苦干时也可间断地做肩颈部的运动。⑥调节生活工作习惯，每伏案工作1小时，起身活动5分钟，或自己按摩放松，避免颈部肌肉因长期姿势固定而

处于紧张状态，造成劳损。⑦宅在家里脖子僵。炎热的高温环境消减了很多人外出的意愿，更多的人喜欢宅在有空调的屋里。这通常会导致看电视、玩电脑的时间进一步增加。

跳绳、做广播体操、游泳、放风筝等活动到底能不能预防颈椎病？有些是可以的。但放风筝就得给打个叉了，因为放风筝仰头的时候会挤压椎动脉，第一颈椎、第二颈椎、第三颈椎的后支容易受到挤压，就会头晕、头疼，长时间地仰头也会使颈部的肌肉容易僵硬。做广播体操、跳绳和游泳就挺好，膝关节没毛病的人可以选择跳绳，膝关节有毛病的人可以做广播体操。广播体操是较好的体育锻炼方法，而爬山、爬楼梯锻炼是一种欠佳的锻炼方法，对老年人尤其不好，容易摔跤，还容易对膝关节不好。另外，锻炼方法最忌讳的一个动作是过度后仰。大家锻炼身体的时候特别是老年人不要做使劲往后仰的动作，有时候会头晕甚至摔倒。

预防颈部痛应从年轻时就开始重视，保持良好的生活习惯，选择合适的工作、学习姿势，特别是年轻白领、有车族和长期从事文案工作的人员，要尽可能多动一动，多走走路，爬爬楼梯，长时间伏案后站起来做做工间操，活动活动四肢、颈椎，坚持良好的保健功能锻炼。

总之，呵护好颈椎并非一日之功，要充分发扬"颈椎虐我千百遍，我待颈椎如初恋"的精神，加油，拥有好颈椎不是梦！

⊕ 坐得越久病越多

久坐症即坐得越久病越多。长期久坐易致尿路感染、慢性前列腺炎等疾病，每天坐6小时以上，还易患心脏病和癌症。

王先生今年33岁，经常伏案工作，每天工作时间超过10个小时，没两年他的颈椎便出现了问题。接下来，让我们看看由久坐引起的疾病。

前列腺炎

久坐易导致前列腺血液循环不好。代谢物质堆积，腺液分泌不畅，前列腺缓慢充血，进而引发前列腺炎。

视物模糊

长时间盯着荧光屏，缺乏正常的眨眼，而眨眼可使泪液更好地湿润眼睛。每天在电脑前工作3小时以上的人中，有90%以上的人眼睛有问题。坐于电脑、电视前，会让人无意之间越坐越久，由于视物较近，迫使我们的眼睫状肌处于长期收缩紧张状态，会使我们的视力越来越差，同时还会引起白内障、青光眼、干眼症等。

精子质量低下

睾丸在低于腹腔2~4℃的温度下，才能很好地产生精子，久坐会影响阴囊的散热，导致阴囊的温度升高，从而影响睾丸的生精能力。而长久待在电脑、电视等电子辐射的环境中，会影响睾丸产生精子。

肌肉酸痛

中医上讲"久坐伤肉"，我们之所以能够活动自如，主要靠血液流通来保证，但如果长时间久坐的话势必会使体内携氧血液量减少，氧分压降低，携二氧化碳血液量增多，从而引起肌肉酸痛、僵硬、萎缩。久坐不动，气血不畅，缺少运动会使肌肉松弛，弹性降低，出现下肢浮肿，倦怠乏力，重则会使肌肉僵硬，感到疼痛麻木，引发肌肉萎缩。

专家建议，对于一些需要久坐的人，每天的工作时长不宜超过8个小时，并且每隔2小时应进行一次约10分钟的活动，如自由走动或做操等。

食欲不振

经常久坐会导致全身都缺乏运动，并且还会使胃肠蠕动减弱。与此同时，消化液也会减少分泌，日久就会出现食欲不振、消化不良以及脘腹饱胀等症状。

这类人群在平时应该尽量地多吃一些植物类食物，比如干豆类、海藻类、地下根类、新鲜蔬菜及时令水果等。这些食物中都富含丰富的膳食纤维，它可增进肠道蠕动，缩短食物通过的时间，使食物中含有的有害物质接触肠黏膜的机会减少。

腰椎病

久坐或者不良坐姿会导致腰部软组织长时间处于张力状态，并且软组织也会出现缺血的现象，长此以往会导致腰肌劳损。

因此白领在平时最好少坐一点时间，或坐一会儿变动一下姿势，站起来活动一下，中途可做一下腰部按摩。

尾骨受伤

久坐的人无一例外地会感觉到臀部尾骨隐隐作痛，而且又是连续好几天坐立难安，这个症状千万不能忽略，它就是女性易患的疾病——尾骨受伤。

尾骨疼痛的症状包括臀部尾骨附近有压痛点或腿痛，范围包括尾骨、提肛肌及周围的软组织等，而导致尾骨受伤的原因是长期坐姿不正确，压迫尾骨神经。

静脉曲张

长时间坐着不动可导致下肢静脉血液回流不畅，血液淤积压力过大导致静脉瓣膜受损而造成下肢静脉曲张。

便血、贫血

长时间坐着不动会造成直肠肛管静脉出现扩张，静脉血液淤积而逐渐形成痔疮，发生肛门疼痛、流血甚至便血等现象，长时间下去则会导致贫血。

记忆力下降

久坐不动会使血液循环减缓，导致大脑供血不足，伤神损脑，精神压抑，表现为体倦神疲，精神萎靡，哈欠连天。若突然站起，还会出现头晕眼花等症状。久坐思虑，耗血伤阴，会导致记忆力下降，注意力不集中。

妇科疾病

女性还会因盆腔静脉回流受阻，淤血过多导致盆腔炎、附件炎等妇科疾病。

 ## 经常久坐照样能活动

你是否知道每天在椅子或者沙发上坐超过6小时会带来以下一系列烦

人的问题？看看这些令人忧心的事实：患心脏病的概率将提高近64%，减损7年高质量的生活，增加患上某种癌症的风险。换言之，久坐会要了你的命，这确实是个噩耗。不过好消息是无论你有多懒，这个问题都不难解决。

三个动作

下面三个动作可以帮助缓解久坐带来的不适。①在椅子上坐直，两手放在背后，两手交叉，尽量往上移动；②抬头向后仰，后背的手与身体可以相互挤压，可以预防脊椎病；③坐在椅子上，两臂伸直侧身弯腰来活动腰部。

六个步骤

另外，还可以用双手合掌互推、抬腿、贴墙站、趴在床上、半蹲、踮脚六个动作来缓解疲劳。

双手合掌互推　保持这一动作5秒后放松，至少做4次。此动作可以锻炼胸大肌，也可以瘦手臂。

抬腿　抬起一条腿，直至腿部发酸，再换另一条腿。这个动作可以锻炼平时很少运动到的股四头肌。

贴墙站　后脚跟离墙一拳远，肩胛骨往后夹，收下巴，腹肌用力向后缩，尽量使腰部与墙没有空隙。这个动作能伸展前胸，放松紧绷的肩膀。还可以增加难度，即大腿往下坐，缓慢上下摩擦墙壁，这样可以锻炼股四头肌。

趴在床上　睡前和起床后，可以在床上趴一会，这一动作有助于被动伸展紧缩的前侧躯干。

半蹲　双脚距离与肩同宽，收紧小腹，大腿往下坐，可以有效地锻炼大腿肌肉。

跶脚 双足并拢着地，用力跶起脚尖，然后放松，重复20～30次。跶起脚尖，双侧小腿后部肌肉每次收缩时，挤压出的血液量相当于心脏搏动排血量。所以，久坐的人最好每坐1小时就做1次跶脚运动，可使下肢血液回流顺畅。

两个简单的体操

面墙而立，手臂伸直，对墙象征性地做画圆圈的动作。重复这个动作可以活动肩膀，放松肩部肌肉，防治肩周炎。准备一条长毛巾，两只手各拽一头，分别放在身后，一上一下，跟搓澡似地拽它。刚开始时，会受到一些限制，不要着急，动作由小到大即可。每天坚持做几次，肩周炎的状况会改善，肩部也不会有疲劳感。

两个要点

每小时站立一小会儿；每天至少活动30分钟，简单却有效。

 ## 这些穴位让你远离颈肩腰腿痛

前年春天，上海一家跨国企业邀请我去进行健康讲座。在去会议室的途中经过办公区，我看到很多人的椅子上都有一个靠背，还有些人工作久了，在那里伸胳膊扭脖子。确实，现在颈肩腰腿痛已经成为久坐人群的高发病了。于是在做讲座的时候，我重点推荐了一些防治穴位，效果出奇得好。

久坐头晕

办公室人员密集，通风不够，加上脑力工作压力大，耗神，常常会让人头晕、胸闷，这时候可按摩翳风、太阳、百会三大穴。

【翳风穴】

位置：耳垂后面凹陷处。

指按法：坐姿，两手拇指分别按住穴位，同时头部稍向后倾，呼气并数"1、2"，渐渐用力，数"3"时强按穴位，吸气并数"4、5、6"，身体放松，头部恢复原位。

指擦法：用两手四指（除拇指外）在穴位上方5厘米处，呼气并慢慢向下方来回擦揉穴位。

【太阳穴】

位置：外眼角与眉梢之间向后大约一横指的凹陷处。

指按法：坐姿，两手拇指分别按住穴位，同时头部稍向后倾，呼气并数"1、2"，渐渐用力，数"3"时强按穴位，吸气并数"4、5、6"，身体放松，头部恢复原位。

【百会穴】

位置：头顶正中线与两耳连线的交叉处。

指按法：坐姿，两手拇指分别按住穴位，深呼吸渐渐用力揉按1～2分钟。

眼睛涩疼

长期看电脑，保持固定姿势使白领们患干眼症的概率增加，眼睛干涩疼痛也是常事，所以针对这种情况，穴位保健是一个简单的方法。

睛明穴：在鼻梁两侧距内眼角半分的地方。

太阳穴：在外眼角与眉梢之间向后大约一寸的地方。

四白穴：在下眼眶边的正中。

风池穴：在颈后枕骨下两条大筋外缘的凹陷处。

指按法：坐姿，两手拇指分别按住穴位，深呼吸，渐渐用力揉按 1～2 分钟。

颈椎酸胀

颈椎病是白领的常见病，僵硬难忍，可以拿捏双侧风池穴配合头颈部的运动，还可以用擦活络油、艾灸、热敷之类促进项部的血液循环。

风池穴位于后颈部，枕骨下两条大筋外缘的凹陷处，基本与耳垂齐平。揉捏双侧穴位，同时轻轻旋转头颈部，按摩后可以做局部热敷，能起到改善局部血液循环、缓解肌肉紧张、解除疲劳的作用。

肠胃不适

白领吃饭常常不规律，早餐不吃，晚餐暴饮暴食，肠胃不好都见怪不怪了，十个人中有九个有肠胃病，那么有什么穴位可以调理保健吗？

【足三里】

位置：足三里穴位于外膝眼下四横指，胫骨旁开一横指处。从下往上触摸小腿的外侧，膝盖骨下面，可摸到凸块（胫骨外侧髁），由此再往外，斜下方一点之处，还有另一凸块（腓骨小头）。这两块凸骨以线连接，以此线为底边向下做一正三角形。而此正三角形的顶点，正是足三里穴。

指按法：坐姿，两手拇指分别按住穴位，深呼吸，渐渐用力揉按 25～30 次，也可艾灸此处。

【中脘穴】

位置：取穴时，可采用仰卧的姿势，该穴位于人体的上腹部，前正中线上，胸骨下端和肚脐连接线中点即为此穴。

指按法：坐姿，两手拇指分别按住穴位，深呼吸，轻轻揉按25~30次，也可艾灸此处。

腰椎痛

久坐不运动会导致腰椎间盘突出，白领腰痛都不是稀奇事了，是否有穴位可对应治疗呢？

取坐姿，两手对搓发热后在腰部沿腰椎两侧上下搓动，搓到发热为止。一般以50次左右为宜。

取坐姿，用两手中、食指在腰椎两侧从上往下点按，以每个点按到有麻胀感为止，重复点按3遍。肾俞穴是点按的重点。

取站姿，两臂放松，手握空拳，身体左右扭动带动两臂前后摆动。用拳背轻捶腰部36次。

三种按摩法可按摩到腰部诸多穴位，达到保健的效果。

第十章

不爱喝水易短寿

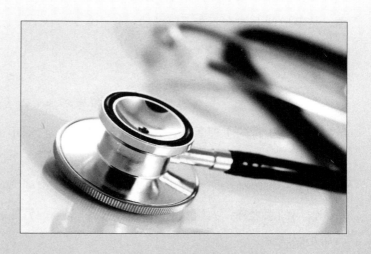

人为什么离不开水

水来自哪里

地球是太阳系八大行星之中唯一被液态水覆盖的星球。地球上水的起源在学术界存在很大的分歧，目前有几十种不同的水形成学说。有些观点认为在地球形成初期，原始大气中的氢、氧化合成水，水蒸气逐步凝结下来形成海洋；也有观点认为，形成地球的星云物质中原先就存在水的成分；另外的观点认为，原始地壳中硅酸盐等物质受火山影响而发生反应，析出水分；还有观点认为，被地球吸引的彗星和陨石是地球上水的主要来源，甚至地球上的水还在不停增加。

人为什么需要水

水是生命之源，是人类赖以生存的重要条件，占人体体重的2/3，它维持着人体正常的生理活动。人可以几天乃至1～2周不进食物，但不能缺水。一旦机体失去20%的水分，就无法维持生命。水可以转运生命必需的各种物质，排除体内不需要的代谢产物，促进体内的一切化学反应。除了每天饮用的水之外，人们吃的食物有70%是水分，另外的30%是淀粉、蛋白质和脂肪等。

水构成人体中的体液，体液分布在细胞内、组织间和各种管道中，是构成细胞、组织液、血浆等的重要物质。水可以运送营养物质和代谢产物，作为体内一切化学反应的媒介，是各种营养素和物质运输的载体。水可帮助保持稳定的体温，摄入体内的碳水化合物、脂肪和蛋白质三大营养物质，只有在水的帮助下，才能利用氧气，进行代谢分解，释放热能，其中一部分用于保持体温。水参与机体的各种代谢，水可以帮助机体消化食物，吸收营养，排除废物，参与调节体内酸碱平衡，并在各器官之间起润滑作用。如果体内没有水，一切生物化学反应都将停止，产生代谢障碍。水构成消化液，食物进入口腔、胃肠道后，要依靠消化器官分泌的消化液（包括唾液、胃液、胰液、肠液、胆汁等）才能进行消化和吸收。水可以直接参与体内氧化还原反应，促进各种生理活动和生化反应，是人体自备的润滑剂。

哦？水也有分类，涨知识了

水包括天然水（河流、湖泊、大气水、海水、地下水等）、蒸馏水（纯净水）、人工制水（通过化学反应使氢氧原子结合得到的水）。通常的饮用水有白开水、纯净水、矿泉水。

白开水

白开水被誉为活性饮品，利于解渴，进入体内后可立即参与新陈代谢，并可调节体温，清理身体内的"垃圾"，对人体健康十分有益。新煮开的水冷却至20～25℃时，其分子间的排列更加紧密，表面张力增强，这种凉开水与生物细胞水十分接近，容易透过细胞膜，具有奇妙的生物活性，能促进人体器官的脱氧，较快地降低积存在肌肉中的"疲劳素"——乳酸，从而消除疲劳，科学家誉之为"复活神水"。

纯净水

纯净水是通过蒸馏、去离子化、反渗透或其他适当的过程生产出来的水，不含任何矿物质，品质纯净，无毒无害，可直接饮用，也可煮沸饮用。因为纯净水在制作过程中，去除了对人体健康有益的微量元素和矿物质，因此过度滥饮对身体不利。

矿泉水、井水

矿泉水、井水中含有各种矿物质、杂质及微量元素，其中镁的含量特别高。镁元素最大的作用就是促使人体情绪稳定。矿泉水中没有有机污染物、致病菌及有害物质，含有在最大允许浓度之内并且比例适当的特种微量元素，具有一定的医疗保健价值。大多数的矿泉水具有软化血管、强壮骨骼、促进合成血红蛋白、增强食欲、调节中枢神经活动等功能。

纯净水和矿泉水等桶装水由于饮用方便深受现代人青睐，但是喝这些水时一定要保证其卫生条件，一桶水最好在一个月内喝完，而且人们不应把纯净水作为主要饮用水。因为水是人体的六大营养素之一，水中含有多种对人体有益的矿物质和微量元素，而纯净水中的这些物质含量大大降低，如果平时人们饮食中的营养结构又不平衡，就很容易导致营养失调。有的人担心自来水硬度太大会不利于身体健康，其实，水的硬度对人体健康基本没有影响，而且现在国内的自来水都符合生活饮用水的标准，所以饮用煮沸了的自来水是安全的。

 你会喝水吗

白开水是最好的饮料

从健康的角度来看，白开水是最好的饮料，它不含卡路里，不用消化就能为人体直接吸收利用，一般建议喝30℃以下的凉白开最好，这样不会过于刺激肠胃道的蠕动，不易造成血管收缩。含糖饮料会减慢胃肠道吸收水分的速度，长期大量地喝含糖饮料，对人体的新陈代谢会产生一定的不良影响。像橙汁、可乐等含糖饮料口感虽好，但不宜多喝，每天摄入量应控制在一杯左右，最多不要超过200毫升，而对于糖尿病患者和比较肥胖的人来说，则最好不要喝这类饮料。

早起空腹一杯水，好处多多

多喝水能增加排汗和皮脂分泌，使皮肤得以润滑。每天清晨喝一杯白开水有神奇的保健功效。人经过一夜睡眠之后，胃肠道已被排空，饮下的这种活性水能很快被吸收进入血液循环，对体内各器官组织进行一次"内清洗"，促进新陈代谢，加强免疫功能。另外，通过稀释血液可预防脑出血和心肌梗死等心、脑血管病，对便秘、皮肤粗糙、痤疮等也有很好的辅助治疗作用。

喝水多少因人而异

通常每个人需要喝多少水会根据活动量、环境，甚至天气而有所改变。正常人喝太多水对健康不会有太大影响，只是可能造成排尿量增多，引起生活上的不便。但是对于某些特殊人群，喝水量的多少必须特别注意，比如浮肿、心脏功能衰竭、肾功能衰竭的患者都不宜喝水过多，因为喝水太多会加重心脏和肾脏负担，容易导致病情加剧。而对于中暑、膀胱炎、便秘和皮肤干燥等疾病患者，多喝水则可对缓解病情起到一定效果。此外，人在感冒发烧时也应多喝水，因为体温上升会使水分流失，多喝水能促使身体散热，帮助患者恢复健康。而怀孕期的妇女和运动量比较大的人水分消耗得快，也应多喝水。

掌握正确喝水时间

很多人往往在口渴时才想起喝水，而且往往是大口吞咽，这种做法也是不对的。喝水太快太急会无形中把很多空气一起吞咽下去，容易引起打嗝或是腹胀，因此最好先将水含在口中，再缓缓喝下，尤其是肠胃虚弱的人，喝水更应该一口一口慢慢喝。喝水切忌渴了再喝，应在两顿饭期间适量饮水，最好隔一个小时喝一杯。人们还可以根据自己尿液的颜色来判断是否需要喝水，一般来说，人的尿液为淡黄色，如果颜色太浅，则可能是水喝得过多，如果颜色偏深，则表示需要多补充一些水了。睡前少喝水、睡后多喝水也是正确饮水的原则，因为睡前喝太多的水会造成眼皮浮肿，半夜也会老跑厕所，导致睡眠质量不高。

喝水少惹来一身病

每个成年人每天至少要喝2000毫升的水才能维持机体正常代谢和运动。喝水少是会被疾病找上门的。

32岁的小丽平时就不爱喝水，为了有更多的时间来应付繁重的工作，她更是不喝水。时间长了，她的皮肤失去了弹性和光泽，提前当上了"黄脸婆"。这就是喝水少的危害。

喝水少竟有这些危害

易损害肝脏 体内缺水易导致毒素无法通过其他渠道排出体外，因此缺水的时候对肝脏的压力较大，容易导致肝脏疲劳运作，肝火旺盛。不少人秋季肝火旺就是由于水分摄入量不够导致的。如果我们不想秋季频繁地被上火困扰，那就多喝水吧。

便秘 当肠道吸收过量水分时，就会发生便秘。身体一旦缺水，肠道就会吸收更多水分予以补充体液，从而导致大便干结。

引发消化系统疾病 体内长期缺水时，唾液分泌减少，口干舌燥，食物就很难下咽，体内消化液分泌减少也会引发更多肠胃疾病。

白内障概率增高 眼科专家认为，在机体缺水时，人眼内的液体含量会发生改变，引起眼晶状体蛋白变性，最终造成晶状体浑浊而致视力下降，同时增加患白内障的概率。

易导致心脑血管疾病 血液缺水会增加血液黏稠度，影响血液循环，人容易感觉到恶心、头晕、心悸，引发多种心脑血管疾病。

肠道排毒不畅 身体缺水容易导致消化液不足，影响食物的吸收与消化，人体消化需要大量水分，如果缺水的话，则需要从其他器官吸收，引发其他脏器干燥，食物容易在肠道内聚集，导致身体衰老。

口腔问题 由于缺水引起的唾液不足，容易直接导致口气难闻，龋齿和口腔溃疡的概率也会增加，因此平时记得多喝水的同时也尽量少喝酒。

心脏问题 失水是个别心律失常的最重要原因，血容量降低会导致胸闷、心悸、头昏、乏力等。

皮肤、头发干燥 中医讲肺主皮毛。肺部缺水容易导致肌肤与头发干燥。因此如果你觉得常干咳，就要注意补充水分了。

肌肤过敏 不少妹子到了换季会觉得肌肤易敏感，事实上这类敏感是由于缺水造成的，因此如果敏感的话不妨双管齐下——内喝水，外补水。

损害肾脏 肾脏同样是身体的排毒器官，身体缺水很容易导致肾脏压力大，导致有毒物质堆积，长此以往，肾脏容易出现问题。

关节炎 软骨细胞在缺水的状况下会抢夺关节的血液，连接关节的神经调节机制就会发出疼痛信号，其实这是关节缺水导致的。

细胞萎缩，人体老化 人体的最小组成单位是细胞，而细胞中比例最大的还是水，如果喝水少，就会导致细胞缺水，细胞缺水就会导致细胞萎缩，也就会导致人体迅速老化。打个比方，刚刚摘下来的苹果看上去水灵灵的，非常饱满而且诱人，可是当苹果放一段时间，开始失去水分，就变得皱巴巴的，看上去再也不水灵了，人也是一样的，当一个人老的时候，也是说明身体的水分少了。

血管栓塞 很多的心血管疾病患者也是因为平时喝水比较少，导致病情恶化，因为血液里面也是含有水分的，如果水分变少，血液浓度就会增加，这样就会导致血管堵塞造成栓塞。

 ## 身体缺水的信号

食欲增加 突然出现食欲增加，不是肚子饿了，而是神经元混淆了食物和水分的需求。

抑郁症 处于缺水的状态，荷尔蒙内啡肽的分泌受到抑制，导致神经紊乱，易使人出现情绪失落、消沉。

身体易疲惫 处于缺水状态时，血液流量下降，氧气输送减少，神经元受损，人就会出现疲惫感。

眼部干涩 体内缺水的话，泪腺分泌减少，眼球会变得干涩。

便秘 水分不足易使肠道缺水，大肠内的粪便变得干燥，从而增加了粪便排出体外的阻力。

皮肤干燥　我们通常说女人是水做的，其实男人也是水做的，每个人都愿意做一个水灵灵的人，那身体必须有充足的水分才可以，如果喝水少，就会导致皮肤缺水、干燥。

消化不良　我们是靠胃液来消化食物的，而胃液的主要成分也是水，如果喝水不足，就会导致胃液分泌不足，同样会引起消化不良。

体热　因为身体里的水少，就会影响身体的散热，导致体温升高，因此，人们在夏天特别能喝水，其实就是通过喝水排汗来降低体温。

新陈代谢减慢　这里所说的新陈代谢就是细胞的新旧更替，组成人体的最小单位就是细胞，而细胞里绝大部分也是水组成的，细胞每天都在进行着新旧更替，每天都在进行着死亡与再生，因此，如果喝水太少，导致细胞里水分不足，就会影响身体的新陈代谢。

痛风　痛风是由于人体内尿酸增多或排泄减少，使尿酸盐沉积在关节、肾脏等部位的一种代谢性疾病。除了要注意合理营养和平衡膳食外，还有很重要的一点就是多喝水，使尿酸能够更多地通过肾脏排出。

健康的年轻男性如果每日喝水少，致使身体轻度脱水时，会损害血管功能，其危害堪比吸烟。临床观察和流行病学调查发现，很多得胆结石、肾结石和尿路结石的人，饮水量比一般人都少。这就说明如果你年轻时开始有良好的饮水习惯，可能得胆结石的概率比不爱喝水的人要低得多。为了预防胆结石，每天也要喝水。

 别等渴了再喝水

水不仅是维持生命的重要物质，还是人体排毒的工具。调查显示，七成人都是发觉渴了才喝水，殊不知当你感到口渴时，身体至少已流失了1%的水分。

拿一张纸贴在鼻子上，不到一分钟这张纸就全湿透了，这说明你呼出去的气体全带着水。所以，在炎热的天气时，干燥的空调房里，人有很多时刻都在隐性地丢失水分。很多人会觉得自己并不缺水，会说我不渴，为什么要喝水？这是一个误区。千万不要等到口渴的时候才想到喝水。当人察觉到口渴时，这已经是缺水的最后一个信号，也就是说当你感到口渴时，其实已经缺水一段时间了。这就像有人说的那样："轻度脱水一般没感觉，但像吸烟一样，对内皮功能造成了伤害。当脱水程度不到2%时，就已经发生内皮功能下降。再进一步脱水时，人们才会感到口渴。"

缺水的危害

对于老年人来说，当感觉到口渴时，缺水的程度会更加严重。当体内水的丢失量为体重的1%时，人们没有明显地感到口渴，但身体的功能已受到影响。老年人的口渴中枢没有那么敏感，当自己感到口渴时，说明机体已经严重缺水了。另外，儿童由于比较好动，运动量大，对水的需求也更多，但小朋友常常因为贪玩忘记了喝水，只有到吃饭时间才想起来要喝水。因此，家长朋友们一定要时刻注意让孩子们喝水。

喝水不是为了解渴，而是要让其参与新陈代谢。长时间缺水会增加血液黏稠度，诱发心脑血管疾病，对肾脏损害也很大。人体水分不足会使皮肤和内脏加速老化，但危害最大的是人的大脑。长期饮水不足会导致大脑老化与萎缩，直接影响大脑对整个机体功能的指挥。而且越不及时补水，喝水的欲望就会越低，身体就会变得越来越"干旱"。不管渴不渴都要充分补水，成年人一般每天至少要喝2000毫升水。

运动后不注意喝水或工作时处于脱水状态会使血液流动变慢，容易形成血栓，堵塞血管，造成神经系统信息不畅，后果就是突发性耳聋。有人经常不活动，突然大量运动后不注意及时补水，还有人在高温环境下工作，大量出汗而忘记补水，这都是"耳中风"的高危群体。人体一旦缺水，血浆容量下降，血液渗透压上升，血液黏度加大，很容易造成静脉血栓。如果体内丢失大量的水分后得不到及时有效的补充，会致使心率增快、心律失常和血压波动。同时随着血液的黏稠度增加，心绞痛、心肌梗死的概率也会增加，严重的甚至导致休克和猝死。

值得注意的是，晨起后空腹喝杯温开水能稀释血液；饭后半小时内不要喝水，否则会稀释唾液和胃液，影响消化；睡前不能喝太多水，因为频繁起夜会影响睡眠。一天当中，第一杯水应该在刚起床时喝。因为经过一整夜，体内的水分会随着流汗、蒸发排出体外，起床时血液呈缺水状态。美国哈佛大学研究显示，血液黏稠会使早上6~9点发生心肌梗死、脑卒中的概率明显高于其他时段。尤其是晨练的人，喝一杯凉白开再运动可以减少发生意外的风险。

别根据"渴不渴"来判断"喝不喝"

一般情况下，如果没有大量出汗等原因影响，每人每天应该排掉1.4~1.5升的尿液，如果按膀胱可储存0.2~0.3升的容量计算，每天小便5~7次才表示喝足了水。而有一些特殊人群，需水量更大，更要时刻提醒自己喝水。所以，建议在手边随时放个水杯，随时喝，不渴也要喝点儿。

人们常以为只要是液体就可以代替水，其实不然。虽然同为液体，但碳酸饮料、果汁饮料等不能代替水，水对人体健康的作用是无可替代的。

据了解，人体内流失超过7%的水分时会中暑，但运动后1小时不应饮水超过1升。而且在运动过后，饮用7~10℃的水虽尚可接受，但还是温水最好。要养成主动饮水的习惯，放一杯或一瓶水在手边，想起来就喝几口，要少量多次饮用。一次饮用太多水会加重肠胃负担，使胃液稀释，既降低了胃酸的杀菌作用，又会妨碍食物的消化。

有些人喝水的习惯是在感到口渴时才拿起杯子，喝一口缓解口渴的感觉后就放下了。但这一口水虽然缓解了口渴的感觉，却无法喂饱全身缺水的细胞。所以，要一次喝200毫升的水，可以慢慢地、持续地喝下去。

这样喝水最健康

喝水是每天最平常不过的事情了，水是生命之源，每天饮水的次数远远多于吃饭次数。其实不健康的饮水方式也会对健康造成威胁。多喝水有什么好处？怎样喝水才健康呢？

喝水时间

心脏病患者睡前一杯救命水　如果你心脏不好，可以养成睡前一杯水的习惯，这样可以预防容易发生在凌晨的像心绞痛、心肌梗死这样的疾病。心肌梗死等疾病是由于血液的黏稠度过高引起的。当人熟睡时，由于出汗，身体内的水分丢失，造成血液中的水分减少，血液的黏稠度会变得很高。但是，如果在睡前喝上一杯水的话，可以降低血液的黏稠度，减少心脏病突发的危险。

早起一杯凉白开　人体经过了一夜的代谢，体内的垃圾需要一个强有力的外作用帮助排泄，没有任何糖分和营养物质的凉白开是最好的选择！如果是糖水或加入营养物质的水，这就需要时间在体内转化，不能起到迅速冲刷我们机体的作用。所以，清晨一杯清澈的白开水是排毒妙方。早上喝水能促进肠胃蠕动。睡前可在床头放杯水，起床后立刻喝下，效果加倍。

运动喝水表现更好 当血液中水分充足，可供给肌肉和细胞更多的氧气和养分，不易疲劳。运动时身体会消耗更多的水，这时需要摄入更多的水分以防脱水，才能保证自己的身体始终处于最佳的运动状态。

饮酒时要多喝水 酒精有利尿的成分，使血管扩张，体温上升，易造成身体缺水。因此，饮酒时多喝水，可减少酒后口渴等不适。

焦躁疲惫时，喝水能醒脑 若突然感到疲惫、焦虑、暴躁或大脑注意力不集中，可能是身体缺水的表现，此时喝杯水或许能让你焕发活力。

天黑后烧开水，水质最佳 最好不要在早上烧开水，因为水管静置一晚后，容易沉积各种异物、杂质。

喝水容器

喝水其实是一门很大的学问，不仅要讲究喝水的质和量、喝水的时间，就连喝水用的杯子也要慎重选择。那用什么杯子喝水最好呢？

其实，喝水选用玻璃杯最好。玻璃不含有机化学物质，用玻璃杯喝水，也不必担心化学物质会与水一同进入体内。而且玻璃表面光滑，便于清洗，细菌和污垢不易在杯壁滋生，使用起来更加卫生安全。

据了解，塑料杯因其价格便宜、耐摔而深受上班族的喜爱。但是，塑料中常添加增塑剂，其中含有一些有毒的化学物质，用塑料杯装热水或开水的时候，有毒的化学物质就很容易稀释到水中，并且塑料内部也容易藏污纳垢，清洗不干净就会滋生细菌。市面上五颜六色的陶瓷杯甚是讨人喜欢，可实际上在那些鲜艳的颜料里却藏着巨大的隐患。当杯子盛入开水或者酸、碱性偏高的饮料时，这些颜料中的铅等有毒重金属元素就容易溶解在液体中，人们饮进带化学物质的液体，会对人体造成危害。

也许，会有人选择一次性纸杯，认为其又干净又安全。其实不然。那些不合格的纸杯一般都比较软，倒水以后非常容易变形，有些纸杯密封性较差，还会渗水。另外，如果在纸杯内侧摸到有细细的粉末，那很可能是典型的劣质纸杯。

以下人群更要注意喝水

感冒人群：要喝比平时更多的水 当人感冒发烧的时候，人体出于自我保护机能的反应而自身降温，会有出汗、呼吸急促、皮肤蒸发的水分增多等代谢加快的表现，这时就需要补充大量的水分，身体也会有渴的表现。

胃疼人群：喝粥"水养护" 有胃病的人或者感到胃不舒服时，可以采取喝粥的"水养护"措施。熬粥的温度要超过60℃，这个温度会产生一种糊化作用，软嫩热腾的稀饭入口即化，下肚后非常容易消化，很适合肠胃不适的人食用。稀饭中含有的大量水分还能有效地润滑肠道，荡涤肠胃中的有害物质，并顺利地把它们带出体外。

便秘人群：大口大口地喝水 便秘的成因简单地讲有两条：一是体内有宿便，缺乏水分，二是肠道等器官没有了排泄力。前者需要查清病因，日常多饮水。后者需要大口大口地喝水，吞咽动作快一些，这样水就能够尽快地到达结肠，刺激肠蠕动，促进排便。

呕吐人群：喝点淡盐水 呕吐会带走人体所需要的水分，补充淡盐水是非常必要的。

喝水误区应知道

喝水误区1：每天要喝够8杯水才健康 相信不少人都听说过这种说法，为了"健康"或"美容"，每天都要喝够8杯水。其实这并不科学，每天喝8杯水，关键是要看多大的杯子，因为杯子的大小不一，所以不能用作每天喝水的度量单位。

那么，一天喝多少水最好呢？喝水不能量化，喝水过多也有危害，尤其是孕妇，喝水过多会加重心、肺、肾等脏器的负担，网上甚至有饮水过多致尿血的报道。人体水分的补充一定要个体化，根据每个人的体重、运动量、排汗量、排泄量等的不同来界定，每个人应喝多少水都有不同的标准。是否要喝水也要根据自身的感觉来判断，口渴、嘴唇干燥、手指腹起皱纹等可能是缺水的表现，要及时补水，但是不要等到口渴才喝水，也不要说每天非得喝够10杯、8杯。

喝水误区2：秋冬季唇部干燥，多喝水是否有好处 秋冬季节气候干燥，娇嫩的双唇经冷风一吹，很容易裂开一道道口子，并在唇部形成一层死皮，不仅影响外观，还疼痛难忍。很多人会有疑问，多喝水能否缓解唇部的干燥呢？

健康、正常的喝水对全身都有好处，但是局部的干裂可能是因为维生素的缺乏，跟秋冬季节的空气湿度也有关系。光靠喝水来滋润干燥的嘴唇，其实没有太大作用，还不如涂一些润唇膏有效。现实生活中，大家对喝水还是有很多认识误区，认为出现喉咙痛、喉咙痒等症状，只要多喝水就好了，其实不是那么回事，喝完水之后要代谢，90%的水分都要排出去。

喝水误区3："多喝水能治愈感冒"这种说法是否具有科学依据 感冒了是不是多喝水就可以治愈了呢？每当我们感冒去医院就诊时，医生都会提醒我们一定要多喝水，这样才能使感冒好得快。大家注意了，医生说的是喝水有助于缓解感冒，并不是说喝水可以治愈感冒。缓解和治愈是两种不同的概念，大家不要混淆了。所以感冒时最好还是要吃药控制。

感冒分很多种，治疗需要具体病情具体分析，但总的原则不变——感冒还是要吃药，多休息。喝水对感冒有一定的帮助，可以促进代谢产物和体内毒素的排出，但是注意不能喝太多。人体在感冒的状态下，机体的肝肾功能会受影响，多喝水容易加重肝肾的负担。

喝水方式也要注意

65岁的马大叔平时患有高血压、冠心病，前一段时间，儿子带他到市内一些地方游玩。玩到中午，老伯觉得口渴难耐，便在景区超市分两次买了6瓶冷藏矿泉水，在半小时内全部喝光，这才感觉不口渴了。然而，谁知刚喝完不久，老人突然感到心慌、胸闷，浑身大汗淋漓，腿发软，一头栽倒在马路上。对于心脏功能本来就不好的人来说，快速大量喝水会导致水分快速进入人体，稀释血液，引起血容量增加，增加心脏负担，甚至诱发心衰和心绞痛。同时，夏季天气炎热，人体血管处于扩张状态，突然大口饮水还可能引起血管迅速收缩，尤其是冰水更容易刺激神经，使得血管痉挛，导致心脑血管供血不足，引发心绞痛甚至心肌梗死等病症。

对于普通人来说，大口喝水等于没喝。一次饮水太多会加速排尿，而且喝水太快易引起气胀。因此，最好慢慢地一小口一小口地喝。

水喝多了会中毒

水是生命之源，世界上最早的生命就是诞生于水中，如果人体中水的比重低于50%，人的生命就会受到威胁。但是，水喝得太多，有可能酿成重大健康事故。

水喝多了加重肾脏负担

人体内，肾控制着水、盐等溶解物的量。肾里面有数百万条弯弯曲曲的管道，起着过滤血液的作用，将多余的水分以尿液的形式排出体外。如果喝水过多，就意味着肾脏的过滤就更多，会增加肾脏的负担。饮水过量会引起水中毒。人体肾脏的持续最大利尿速度是每分钟16毫升，如果人体摄入水的量超过了这个标准，或者喝水的速度超过这个标准，那体内就会出现水过剩的现象，而过剩的水分就会使细胞膨胀，继而引起脱水低钠症，临床会表现为头晕眼花、呕吐、虚弱无力、心跳加快等症状，这种中毒症状是全身的，严重的会出现痉挛、昏迷甚至危及生命。

水喝多了影响正常的生活和健康

喝水太多对自己的生活和工作来说也是极为不利的，尤其是在冬季，如果喝太多的水，新陈代谢又比较慢，无法通过出汗将水排出，就会不停地跑厕所，对于工作和生活的影响是很大的。

饭后喝大量的水不好

饭后半小时内最好不要喝大量的水，以免冲淡胃液，稀释胃酸，损害消化功能。饭后喝点水、餐中喝点汤，这样可使消化液与食物混合，对消化吸收有良好的作用。但是，值得大家注意的是，有人饭后喝大量的水，这种做法是非常不科学的。

每人的饮水量应视个人情况而定，而且口渴时不能一次猛喝，应分多次喝，且每次饮用量要少以利于人体吸收。每次以100～150毫升为宜，间隔时间为半个小时。夏季气温高，人的体温也较高，喝下大量冷饮容易引起消化系统疾病，最好不要喝5℃以下的饮品。

第十一章

把自己的病看出来

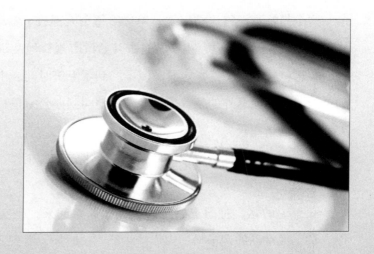

眼皮跳是来财还是来灾

每个人几乎都经历过眼皮不自主跳动的情况，就好像上天有什么暗示。民间自古有"左眼跳财，右眼跳灾"这一说法。事实上，眼皮跳确实暗示了一些东西，但与吉凶祸福无关。

小李的单位有一次组织一个省级的高峰论坛。他们全单位的人几天几夜没怎么睡觉了，在第4天会议马上要结束的时候，小李犯了一个错误，把一位贵宾的名字写错了。领导当时非常恼火，把他狠狠地训斥了一番，还说了一些"名牌大学的毕业生，连名字都不会写，会开完卷铺盖走人……"之类的话。

这个高峰论坛终于结束了，单位给每个人都放了3天假，让大家好好休息。可就在这3天里，小李的右眼开始没有规律地乱跳。他一夜都没睡好，心想：这下完了，肯定要下岗了。到了上班时间，小李惴惴不安地来到单位，但让他意外的是，领导专门把他叫到办公室里，说自己当时因为太忙了，情绪比较失控。还说小李平时工作非常勤奋，这都是众所周知的事情。总之，希望他不要把那件事放在心上，安心工作。当天下午，小李的眼皮就不跳了。

我想说的是，把眼皮跳与吉凶祸福联系起来，确实有心理作用在里面。举个最常见的例子吧，当你情绪低落的时候，看到蓝色的天空也会感觉到阴暗。当你高兴的时候，看到乌云密布、阴沉沉的天空，都会觉得协调顺眼。其实，眼皮的任务很简单，就是睁眼、闭眼，眼皮跳就是控制眼皮肌肉的神经不正常兴奋引起的。一般来讲，在疲劳过度、用眼时间过长或睡眠不足之时，眼皮跳的发生概率较高，其他像是强光、药物产生的刺激，或眼睛被吹进了异物，或常常抽烟喝酒等，都会刺激眼睛，引起眼皮跳。

说到这里，很多人肯定会问，那为什么非要说"左眼跳是跳财，右眼跳是跳灾"呢？这就得提一提中国文化了。在古代，左为上，右为下。左代表强势群体的男性，右代表弱势群体的女性。"左贵右贱"对应着"男尊女卑"。古代的大官，左丞相就比右丞相的官阶高一点。《三国演义》里，孙权所在的吴国居于江东，可是他们常常说居于"江左"。就连平时说话，我们也会把"左"放在"右"的前面。前面我说过，中国的文化、医学等都是相通的，所以多了解一些中医知识，不仅有利于健康，还可以丰富您的文化修养。

 ## 从方庭上发现心律失常

心脏的寿命就是人的寿命，如果哪天心脏不跳了，生命也就结束了。所以心脏的健康至关重要。人老了，会出现心肌缺血、冠心病等问题。然而我们的心脏不是一下子就出现问题的，心脏的血管也不是一下子就堵上的，它都是逐步受伤害，最终才形成的。

汗为心之液，夏天不要过度受热，以免出汗多，伤心血。很多心脏不好的人，也不能长时间汗蒸，否则，会引起生命危险。曾经有一位特型演员，就是因汗蒸时间过长，引发心脏病而死亡的。

另外，家里的房子吊顶过低，或者家居装修的立体感太强，都容易让人心跳减慢或加快。时间长了，就容易造成心律失常。心脏出现心律失常的初期，可能一点症状也没有。再严重一点的时候，虽然偶尔会有心跳过快、早搏等症状，但也不明显。但是再严重一些的话，症状就明显了，心动过快、心慌、胸闷、浑身乏力等症状就都出现了。别小看了心律失常，它的发病率非常高，位列高血压、冠心病这两个"状元""榜眼"之后，牢牢地占据着"探花"的位置。

以前，心律失常是老年朋友才会得的病。但是现在，很多年轻人也得了心律失常。由于心律失常暂时不会造成生命危险，所以很多人不拿它当回事儿。事实上，心律失常的危害非常大。轻者会易受惊吓、失眠多梦、恶心呕吐等。等到年龄大了，得了冠心病，心律失常就会加重冠心病，危及生命。

所以，在心律失常的早期发现它非常重要。手掌上有个区域，可以让你对心律失常未卜先知。打开您的手掌，看"方庭"的位置（即手上最上的感情线和智慧线形成的区域），如果有"十"字，说明已经有心律失常了，但是大多数人没有自觉症状。如果方庭上有两个"十"字，就说明已有自觉症状，但是不明显。如果方庭有三个"十"字，就说明这时候已有胸闷、心慌等自觉症状了。

前面我说了，出现心律不齐，不要过于紧张。但是要防止步入中老年后，其对身体造成伤害。在这里，我觉得通过合理饮食就可以调理心律失常。对付心律失常，不得不提抗氧化的"金三角"。

营养学研究表明，维生素 C、维生素 E、β-胡萝卜素三者有着非常奇妙的互相协同作用，它们分工协作，为身体形成抵抗自由基的强力屏障。维生素 C 负责在身体里的水分中消除有害物质，防止氧化形成；维生素 E 负责消除脂肪中的有害物质，防止过氧化脂质的形成；β-胡萝卜素是一种抗氧化剂，具有解毒作用。因此，每天可以吃点富含维生素 C 的草莓、猕猴桃、橘子，以及富含维生素 E 的核桃、葵花籽、花生等，还可以吃富含胡萝卜素的胡萝卜、青椒等。

另外，还不能忘了减肥。有研究发现，腰围粗1寸，心脏供血的毛细血管的长度就会增加，心脏的负担就会加重，患心律失常的风险就会增加很多倍。所以，减肥非常重要。

我有个朋友，才三十出头儿，就出现了心律失常，经常感觉到心慌。她就试着用抗氧化金三角的饮食原则进行调理，再加上合理的运动，心慌症状1个月就消失了。

中国有句古话叫"千里之堤，毁于蚁穴"，意思是说，一个坚固的堤坝可以经得住千年洪水的冲击，但是如果不防着小小的蚂蚁，让它在不知不觉中挖掘，最终这个大堤也会被毁掉。

手掌红与高血压的关系

有些人的高血压正处在临界水平。这时候如果坚持进行调理的话，就好。如果这时候不管它，那就麻烦了，可能要吃一辈子的药。很多以没在临界高血压的时候进行调理，主要是因为不知道自己得了高，通过观察手掌，就能在早期发现病症，早做预防。

家一个简单的方法。你看一看手掌是否发红就可以知道有没有为高血压患者体内一般有热，当体内有热的时候，血液就会变，手掌就会发红。从中医上讲，叫"有诸内，必形于外"。

到高血压就很害怕，然而，如果不是遗传性的高血压，很全可以控制住的。当然，如果你不去管它的话，它就会的心脏、大脑、肾脏等重要器官进行攻击。所以，还是发现这种征兆，早预防为好。这里就简单介绍一些预防高血压的小方法。

先介绍一道菜。材料有海带、荷叶、豆腐。把清汤煮沸，将切好的豆腐放进去用小火慢慢地炖，大约半个小时以后，再加上海带和荷叶，煮至沸腾后，放入调料，每日食用。

其次是按摩。人的耳朵上有一个降压沟，也就是耳背沟，位于耳郭背面，由内上方斜向下方行走的凹沟处。可以每天早晚揉30次。另外，第二掌骨，也就是手掌食指以下的骨头是人体的全息反射区，从上到下每天早晚各推300次。

除了以上的方法，我们还要从一日三餐等细节上进行预防。首先要坚决控制热量，就是控制油脂量、主食量、运动量。比如，根据一个人的体重和劳动强度，他需要2300千卡的热量就够了，可是他偏偏吃了2□卡。300千卡热量是多少？就是两口饭。更何况，很多人不可能□口，可能会多吃五口、十口。这些多吃的，吃在嘴里香喷喷的□转化不成有用的物质，就成垃圾了。这样吃上一年，血脂黏□加重，就会出现血压高的症状。对于这种情况，我们通过□它调理，保持"出入"的平衡，加上适当的运动量，一□调理过来。

前年我回老家，住在前院的一位老大娘来找我□让她伸出手，发现她的手掌发红，心想她一定是□如此。她就按照我上面说的方法进行调养，并□的次数也减少了。

说到这里，大家需要想一下自己的□从口入"，很多人之所以生病，就是□上，讲究"少而全"，什么意思呢□多吃，这样是最好的。

中医治病的时候，常常会用到"化"字，比如"化痰"等。其实很多病都可以化，大病化小，小病化无，人就健康了。

 ## 透过两眼间发现心脏病的秘密

心脏病就像藏在我们身体里的一颗"不定时炸弹"一样，你不知道它什么时候会爆炸。而且，很多人根本不知道自己身体里藏着"炸弹"。你想想，要是身体里藏颗"炸弹"，那多危险啊！下面是一些心脏病的信号，大家一定要对照一下，争取尽早发现。

看两眼之间　两眼之间的位置代表心脏，如果出现一道很明显的小横纹就提示有心脏病。如果是一道竖纹，就可能是心律不齐。

看舌头　把你的舌头翘起来，舌根下面有两条静脉，如果它们是扭曲、暴突的，说明心脏的血液循环功能不好。因为"舌为心之苗"，心脏□有病变肯定就会表现在舌头上。

□**看手**　手上有反映心脏健康的多个信息点，围绕大拇指的生命线和虎□的区域，也是心脏的一个反射区，如果心脏不好，供血就会不足，□□就输送不到手掌，此处皮肤就会发皱。然后就是大拇指末节的掌□□叫横截纹，这是冠状动脉的反射区，如果这个区域颜色发暗、纹□□说明冠状动脉血液循环不好，易得冠心病。

□□感情线也是跟心脏对应的。中医讲，心主情志，所以，如果感□□的话，说明心脏功能不好。有人说很多女性的感情线像小树□□□□感丰富，思想涣散，其实都跟心脏功能有关，过度的想象□□□□在感情线上就是乱纹很多。

那该怎么预防心脏病呢?

首先是从穴位上来预防,凡是心脏不好的人,可以揉耳朵、提耳尖、上下拽耳垂,每个动作做30次,做的时候要两侧同时进行。另外,可以经常揉一揉劳宫穴、少府穴、极泉穴。劳宫穴是心包经上的一个重要穴位,心包经主治心痛、心悸、心烦、癫狂痫等疾病,长期按揉对心脏很有好处。少府穴属于心经,对预防心痛、心悸、胸痛效果很好。极泉穴也属于心经,位于腋窝正中,主治心痛、心悸等心疾。总之,只要是心(包)经上的穴位都可以按揉,如果按揉时感觉手发麻,就说明按对了,经常按揉这些穴位,对心脏很有好处。

其次就是人们常说的"以心补心,以脏补脏"。我们可以吃些动物心脏,烹饪的时候加上点儿枸杞、肉桂和大茴香,这些药物性热,归心为纯阳之品,善补火助阳,益阳消阴。

心脏不好的人平时应加强身体锻炼,提高机体抗病能力,还在急性期时要注意卧床休息,在症状、体征好转时期,可逐步增强营养,这样有利于心脏功能的恢复。另外,风水里常说大益身心"。如果您有心脏病的话,就到这些风水宝地去脏更加健康。

发现有心脏病,别太放在心上,按照我说的,"无意栽柳柳成荫"。

手掌上有个乳腺区,可提早

我的一个朋友是一位中学教师,

或睡眠不足之时，眼皮跳的发生概率较高，其他像是强光、药物产生的刺激，或眼睛被吹进了异物，或常常抽烟喝酒等，都会刺激眼睛，引起眼皮跳。

说到这里，很多人肯定会问，那为什么非要说"左眼跳是跳财，右眼跳是跳灾"呢？这就得提一提中国文化了。在古代，左为上，右为下。左代表强势群体的男性，右代表弱势群体的女性。"左贵右贱"对应着"男尊女卑"。古代的大官，左丞相就比右丞相的官阶高一点。《三国演义》里，孙权所在的吴国居于江东，可是他们常常说居于"江左"。就连平时说话，我们也会把"左"放在"右"的前面。前面我说过，中国的文化、医学等都是相通的，所以多了解一些中医知识，不仅有利于健康，还可以丰富您的文化修养。

 ## 从方庭上发现心律失常

心脏的寿命就是人的寿命，如果哪天心脏不跳了，生命也就结束了。所以心脏的健康至关重要。人老了，会出现心肌缺血、冠心病等问题。然而我们的心脏不是一下子就出现问题的，心脏的血管也不是一下子就堵上的，它都是逐步受伤害，最终才形成的。

汗为心之液，夏天不要过度受热，以免出汗多，伤心血。很多心脏不好的人，也不能长时间汗蒸，否则，会引起生命危险。曾经有一位特型演员，就是因汗蒸时间过长，引发心脏病而死亡的。

另外，家里的房子吊顶过低，或者家居装修的立体感太强，都容易让人心跳减慢或加快。时间长了，就容易造成心律失常。心脏出现心律失常的初期，可能一点症状也没有。再严重一点的时候，虽然偶尔会有心跳过快、早搏等症状，但也不明显。但是再严重一些的话，症状就明显了，心动过快、心慌、胸闷、浑身乏力等症状就都出现了。别小看了心律失常，它的发病率非常高，位列高血压、冠心病这两个"状元""榜眼"之后，牢牢地占据着"探花"的位置。

以前，心律失常是老年朋友才会得的病。但是现在，很多年轻人也得了心律失常。由于心律失常暂时不会造成生命危险，所以很多人不拿它当回事儿。事实上，心律失常的危害非常大。轻者会易受惊吓、失眠多梦、恶心呕吐等。等到年龄大了，得了冠心病，心律失常就会加重冠心病，危及生命。

所以，在心律失常的早期发现它非常重要。手掌上有个区域，可以让你对心律失常未卜先知。打开您的手掌，看"方庭"的位置（即手上最上的感情线和智慧线形成的区域），如果有"十"字，说明已经有心律失常了，但是大多数人没有自觉症状。如果方庭上有两个"十"字，就说明已有自觉症状，但是不明显。如果方庭有三个"十"字，就说明这时候已有胸闷、心慌等自觉症状了。

前面我说了，出现心律不齐，不要过于紧张。但是要防止步入中老年后，其对身体造成伤害。在这里，我觉得通过合理饮食就可以调理心律失常。对付心律失常，不得不提抗氧化的"金三角"。

营养学研究表明，维生素C、维生素E、β–胡萝卜素三者有着非常奇妙的互相协同作用，它们分工协作，为身体形成抵抗自由基的强力屏障。维生素C负责在身体里的水分中消除有害物质，防止氧化形成；维生素E负责消除脂肪中的有害物质，防止过氧化脂质的形成；β–胡萝卜素是一种抗氧化剂，具有解毒作用。因此，每天可以吃点富含维生素C的草莓、猕猴桃、橘子，以及富含维生素E的核桃、葵花籽、花生等，还可以吃富含胡萝卜素的胡萝卜、青椒等。

另外，还不能忘了减肥。有研究发现，腰围粗1寸，心脏供血的毛细血管的长度就会增加，心脏的负担就会加重，患心律失常的风险就会增加很多倍。所以，减肥非常重要。

我有个朋友，才三十出头儿，就出现了心律失常，经常感觉到心慌。她就试着用抗氧化金三角的饮食原则进行调理，再加上合理的运动，心慌症状1个月就消失了。

中国有句古话叫"千里之堤，毁于蚁穴"，意思是说，一个坚固的堤坝可以经得住千年洪水的冲击，但是如果不防着小小的蚂蚁，让它在不知不觉中挖掘，最终这个大堤也会被毁掉。

 ## 手掌红与高血压的关系

有些人的高血压正处在临界水平。这时候如果坚持进行调理的话，就能调理好。如果这时候不管它，那就麻烦了，可能要吃一辈子的药。很多人之所以没在临界高血压的时候进行调理，主要是因为不知道自己得了高血压。其实，通过观察手掌，就能在早期发现病症，早做预防。

我教大家一个简单的方法。你看一看手掌是否发红就可以知道有没有高血压了。因为高血压患者体内一般有热，当体内有热的时候，血液就会变稠，表现在手上，手掌就会发红。从中医上讲，叫"有诸内，必形于外"。

很多人一谈到高血压就很害怕，然而，如果不是遗传性的高血压，很多人通过调理是完全可以控制住的。当然，如果你不去管它的话，它就会"兴风作浪"，对我们的心脏、大脑、肾脏等重要器官进行攻击。所以，还是早发现这种征兆，早预防为好。这里就简单介绍一些预防高血压的小方法。

先介绍一道菜。材料有海带、荷叶、豆腐。把清汤煮沸，将切好的豆腐放进去用小火慢慢地炖，大约半个小时以后，再加上海带和荷叶，煮至沸腾后，放入调料，每日食用。

其次是按摩。人的耳朵上有一个降压沟，也就是耳背沟，位于耳郭背面，由内上方斜向下方行走的凹沟处。可以每天早晚揉30次。另外，第二掌骨，也就是手掌食指以下的骨头是人体的全息反射区，从上到下每天早晚各推300次。

除了以上的方法，我们还要从一日三餐等细节上进行预防。首先要坚决控制热量，就是控制油脂量、主食量、运动量。比如，根据一个人的体重和劳动强度，他需要2300千卡的热量就够了，可是他偏偏吃了2600千卡。300千卡热量是多少？就是两口饭。更何况，很多人不可能就多吃两口，可能会多吃五口、十口。这些多吃的，吃在嘴里香喷喷的，吃到体内转化不成有用的物质，就成垃圾了。这样吃上一年，血脂黏稠度就会慢慢加重，就会出现血压高的症状。对于这种情况，我们通过控制饮食量来给它调理，保持"出入"的平衡，加上适当的运动量，一般半年就能把病症调理过来。

前年我回老家，住在前院的一位老大娘来找我，说自己老是头晕，我让她伸出手，发现她的手掌发红，心想她一定是得了高血压，量一量果然如此。她就按照我上面说的方法进行调养，现在已经好得差不多了，头晕的次数也减少了。

说到这里，大家需要想一下自己的饮食结构是不是科学。俗话说"病从口入"，很多人之所以生病，就是因为饮食结构不合理。中医在饮食上，讲究"少而全"，什么意思呢？就是什么样的食物都吃一点，都不要多吃，这样是最好的。

中医治病的时候，常常会用到"化"字，比如"化痰"等。其实很多病都可以化，大病化小，小病化无，人就健康了。

 ## 透过两眼间发现心脏病的秘密

心脏病就像藏在我们身体里的一颗"不定时炸弹"一样，你不知道它什么时候会爆炸。而且，很多人根本不知道自己身体里藏着"炸弹"。你想想，要是身体里藏颗"炸弹"，那多危险啊！下面是一些心脏病的信号，大家一定要对照一下，争取尽早发现。

看两眼之间 两眼之间的位置代表心脏，如果出现一道很明显的小横纹就提示有心脏病。如果是一道竖纹，就可能是心律不齐。

看舌头 把你的舌头翘起来，舌根下面有两条静脉，如果它们是扭曲的、暴突的，说明心脏的血液循环功能不好。因为"舌为心之苗"，心脏一旦有病变肯定就会表现在舌头上。

看手 手上有反映心脏健康的多个信息点，围绕大拇指的生命线和虎口形成的区域，也是心脏的一个反射区，如果心脏不好，供血就会不足，营养物质就输送不到手掌，此处皮肤就会发皱。然后就是大拇指末节的掌纹，我们叫横截纹，这是冠状动脉的反射区，如果这个区域颜色发暗、纹路扭曲，就说明冠状动脉血液循环不好，易得冠心病。

另外，感情线也是跟心脏对应的。中医讲，心主情志，所以，如果感情线分叉较多的话，说明心脏功能不好。有人说很多女性的感情线像小树杈，这种女性情感丰富，思想涣散，其实都跟心脏功能有关，过度的想象伤了心神，表现在感情线上就是乱纹很多。

那该怎么预防心脏病呢？

首先是从穴位上来预防，凡是心脏不好的人，可以揉耳朵、提耳尖、上下搜耳垂，每个动作做30次，做的时候要两侧同时进行。另外，可以经常揉一揉劳宫穴、少府穴、极泉穴。劳宫穴是心包经上的一个重要穴位，心包经主治心痛、心悸、心烦、癫狂痫等疾病，长期按揉对心脏很有好处。少府穴属于心经，对预防心痛、心悸、胸痛效果很好。极泉穴也属于心经，位于腋窝正中，主治心痛、心悸等心疾。总之，只要是心（包）经上的穴位都可以按揉，如果按揉时感觉手发麻，就说明按对了，经常按揉这些穴位，对心脏很有好处。

其次就是人们常说的"以心补心，以脏补脏"。我们可以吃些动物心脏，烹饪的时候加上点儿枸杞、肉桂和大茴香，这些药物性热，归心经，为纯阳之品，善补火助阳，益阳消阴。

心脏不好的人平时应加强身体锻炼，提高机体抗病能力，避免劳累，在急性期时要注意卧床休息，在症状、体征好转时期，可逐步增加活动，增强营养，这样有利于心脏功能的恢复。另外，风水里常说"背山面水，大益身心"。如果您有心脏病的话，就到这些风水宝地去转转，也会让心脏更加健康。

发现有心脏病，别太放在心上，按照我说的，坚持天天锻炼，就会"无意栽柳柳成荫"。

 ## 手掌上有个乳腺区，可提早发现乳腺增生

我的一个朋友是一位中学教师，今年刚三十岁出头儿。一天晚上她给

我打电话，说自己的乳房里好像有个肿块儿，还问会不会是肿瘤啊？我当时就问她，手掌上乳腺区（小指和无名指根部以下感情线和头脑线之间的区域）有没有朝向智慧线的岛纹（形状像小岛般的纹路）？手掌靠拇指方向的智慧线和生命线发端是否发暗或有青筋？朋友说都有。

我就告诉她这很有可能是乳腺增生。第二天她去医院做彩超检查，果然是乳腺增生。她问我为什么她这么年轻就得了乳腺增生？

我说，心情不舒畅是一个原因，一般来讲，女人比较容易多愁善感，一不顺心肝火就会无名而生，而肝经通过乳房，循行在两胁之间，这时候就容易导致气郁痰凝于乳。所以，很多女士生气的时候，就会乳房疼痛，时间长了，就会化成核而出现增生了。

朋友听了连连称是，说自己当教师这几年，整天净跟孩子们斗气了，生怕他们不努力学习，可是很多孩子不仅表面上跟自己顶嘴斗气，背后还说自己的坏话，所以每天看到一些学生，气就不打一处来，很不开心。

我接着说，在乳腺增生的发病原理上，中医西医基本一致。西医认为，乳腺增生的发病原因主要是内分泌失调，另外一种就是精神刺激，当精神过于紧张、情绪过于激动等不良情绪经常出现的时候，就会使本来应该复原的乳腺增生组织得不到复原或复原不全，久而久之，便形成乳腺增生，而且这些不良的精神刺激还会加重已有的乳腺增生症状。打个比方说，这种病就好比人和自然的关系一样。本来，老虎生活在森林里，人生活在村镇里面。二者各安天命，相处得平安无事。可是，如果人类总是去破坏森林，老虎失去了栖息地，就会跑到村子里伤人。这时候，要想让一切恢复正常，把老虎打死只能解决暂时的问题。最根本的解决方法还是人类要生活在自己的区域内，不要侵犯老虎的领地。

所以，治疗乳腺增长首先要疏肝利胆，这样可以使肝经和胆经通畅无阻，那么肝经循行经过乳房之处的时候，就不会"找茬儿"了，也就不会造成乳房疼痛、增生了。因此，每天可以推一推肝经和胆经，每次10分钟。

推胆经就是用自己的手掌自腋窝下开始，顺着两肋往下推至胯部，每次2~3分钟，对肝气郁积引起的郁闷、乳房胀疼、月经颜色发暗、月经不调、白带黏黄稠等症状都很有帮助；推肝经是用手掌根从大腿内侧根部推到膝盖内侧，每次推2~3分钟，会使心情舒畅，脸上的黄褐斑也会慢慢消失不见。

另外，中医讲"肝木"容易克"脾土"。所以在推拿完以后，还应该在背部的肝俞和脾俞这两个穴位上进行拨罐治疗。每天1次即可。

朋友按照我说的做，1个月之后，乳房胀痛的感觉就消失了，心情也舒畅了。3个月之后，乳房里的小肿块儿也消失了。

其实凡事儿想开了，不去较那个劲儿，顺其自然，一切就都不是问题。

 ## 为什么说手掌"八卦宜满，明堂宜深"

先说"八卦宜满"吧，我这里说的"八卦"不是大家平时看到的伏羲阴阳八卦图，而是我们手掌上的八卦。我们的手掌上有个八卦图，手掌上部有三个卦，手掌下部有三个卦，手掌的左右两侧各有一个卦。手掌里的八卦对应着我们的五脏六腑。我们有时候跟一些人握手，会感觉他的手凹凸有致，握着很舒服，这就说明他手掌上的八卦比较充盈。事实也是如此，掌心八卦比较充盈的话，说明五脏六腑的功能比较强，这时候人体的健康状况比较好。所以人们常说"八卦宜满"。

就拿手掌食指下方的巽位来讲吧，巽位代表着肝胆的功能，如果手掌的巽位高耸，像个微微突起的小丘，那么表示肝胆功能良好，可能个性胆大，善于抓住机会。如果巽位没有凸起，或者纹路散乱、皮肤粗糙，就提示肝胆部位健康状况不佳，患胆结石、胆囊炎等肝胆疾病的可能性也不小。同样的，我们可以知道手掌的其他地方也都对应着身体五脏的健康状况。

知道了手掌上的名堂之后，我们再说一种手掌八卦点穴法，用这种手法经常给自己点穴按摩，对身体是百利而无一害。

以左手为例，不分男女，均以大拇指一侧为东、为左。八个方位：①乾位在右下，为西北，代表着大肠、右腿等。②坤位在右上、西南方，代表着脾脏、腹部、右肩、右臂等。③震位在左、东方向，代表着肝、左肋、左臂等。④艮在左下、东北方，代表着胃、左腿、左足手等。⑤巽在左上、东南方向，代表着胆、左肩、左臂等。⑥离位为上、为南，代表着头、心、目等。⑦坎位为下、为北，代表着会阴、肾、耳等。⑧兑在右、西方向，代表着肺、口、右肋、右臂等。

平时，你可以以顺时针的方向摩一摩手掌，保健效果非常好，如果哪个脏器不好，还可以重点地揉一揉。这种方法尤其适用于婴幼儿。手部按摩治百病，是家庭保健中又方便又实惠的理想方式。

说了手掌八卦，我们来说一说明堂。现在大家很少说明堂了，但是我认为这个词在古代有可能像我们现在说的"电脑""手机"之类的词一样常用。明堂代表着很多意义，皇帝行政的地方叫明堂，《花木兰》这首长诗很多人都读过，其中有一句是"归来见天子，天子坐明堂"。农村里的院子、打麦场在很多地方的方言里现在仍然叫明堂。风水里也有明堂一说，能藏风聚气、宽广洁净的地方就叫明堂。

我们手掌里的明堂就是手掌中心的凹陷处。手掌的明堂就好比是手的心脏、君主，手纹上的生命线、智力线、感情线等几条主要纹路都要经过这里。这个地方要深一些，就好像皇帝的宫殿一样。如果您的明堂厚实有窝，掌色润泽光彩，就说明您的身体比较健康，若发暗、发红就要看胃病了，因它对应人的中央，是胃的反射区，体现的是胃的健康状态；若发暗、发黑，且有边际不清的凸起，就要到医院排查是否有胃癌的病变。

如果您的明堂不深的话，就可以多揉一揉，因为我说过，它是生命线、感情线、智力线等几条主要纹路的交会处，也是心包经劳宫穴的所在处，经常按揉，可以交通心肾之水火，让心脏所属的血液循环系统和肾脏所属的泌尿生殖系统更加旺盛。

总之，明堂对应手心位置，在人体中对应的是中央，八卦对应掌心外缘的位置。中国古代传统认为手心凹陷，说明粮仓储备充足，有吃的，有福气。其实，在手部诊断学上，若手心凹陷没有凸起，说明胃比较健康。中医上也有"手心热，腹中热"的说法。身体好，人在各方面就比较顺遂，福气就多。"八卦宜满，明堂宜深"也是这个道理。所以，多揉揉手心，明堂满了，它就成了藏风聚气之所，健康好运就会在您的掌中！

 ## 生命线和人中能决定寿命长短吗

生命线就是围绕大拇指在大鱼际周围这条线，也可以说是从虎口到腕横纹之间的一条弧线。看手相的人常说"生命线长，寿命就长"。这句话有道理吗？

其实手掌也是身体的一个全息反射，生命线区域对应的是我们的脾胃，生命线的发育状态暗示着脾胃功能的强弱。脾胃是后天之本，试想一下，如果您的脾胃功能比较好，气血化生足，全身的营养供应充足，那能不长寿吗？所以"生命线长，寿命长"有一定的道理。

但是，这也不是绝对的。我见过不下几万双手的手纹了，其中有很多人生命线很短，但照样能活到八九十岁，这些人的生活习惯几乎都不错。可见后天的养护是很重要的。

除了生命线外，大家平时了解比较多的恐怕就是"人中"了。鼻子和嘴连接的地方为什么叫人中？从面相上解释的话，鼻子为天，吸纳五气；嘴为地，饮食五味。那么鼻子和嘴相连接的天地正中，自然就叫人中了。从中医上解释的话，人中是任脉和督脉相交会的一个点，相当于生理上的黄金分割点。

民间流传着一句俗话叫"人中长，寿命长；人中短，寿命短"。这话有道理吗？其实，人中在全息中主要反映人的生殖能力。就拿女性来讲吧，人中与女性的子宫是相对应的，它反映着子宫的发育状况。如果人中歪的话，说明子宫可能是歪的，若人中起痤疮，要注意妇科疾病的检查和诊断。如果有的女性人中这个部位比较深，线条又比较优美，位置也比较正，说明生育能力比较好。那么，我们也可以这样理解，人中反映的是我们体内精气、肾气的运行状态。如果人中比较长的话，那么说明父母遗传的先天之本比较好。打个比方说吧，就好比有的人生在穷人家，有的人生在富人家一样，家底是不一样的。

人中长寿命就一定长吗？答案也不是绝对的。就像我前面打的比方，人中长只是代表出生时家底儿比较厚实。生在穷人家，通过个人努力，照样可以大富大贵。生在富人家，如果当个败家子的话，也会变得穷困潦倒。所以，如果您的人中比较长，要充分利用自己的先天优势，保养好自己的身体。如果人中比较短的话，也不用太担心，科学锻炼，积极地防病治病，照样能长寿。

我想告诉大家的是，一个人的寿命是由多种因素决定的，比如父母的遗传因素、自身的保健意识、环境因素等。古代的风水学里说"头枕山，脚踏川，乃福旺之地"，可是在这个风水宝地里，并不是每个人都能大福大贵。所以，无论您现在是什么身体素质，或是健健康康的，或是大病初愈的，都不要紧，从看到这篇文章的那一刻起，就开始关心身体的细节吧，这将是你改变身体"风水"的好机会！

 ## 肝区突起阴性重，运动能消脂肪肝

前几天我的一个朋友带着他的领导来找我看病，他的领导平时身体很好，但由于应酬特别多，饮食很没有规律，而且总是会喝很多酒，一喝完酒胃就胀得厉害。

我让他伸出手来，只见他手上的肝区部位（食指和中指根部以下的生命线和智慧线之间）有突起。我就告诉他说，你现在的毛病在肝脏上，你得了中度脂肪肝。他很震惊，因为他刚体检过，转氨酶确实有点高，确诊为中度脂肪肝。

在中医五行学说中，肝属木，脾属土，肝主疏泄、藏血，脾主运化、统血，肝与脾在食物消化和血液运行等方面的生理联系相当密切。所以，如果脂肪肝长期得不到治疗，必然会影响到脾，导致脾脏运化乏力，饮食不化精微。而脾和胃是相表里的，脾脏受累，胃自然就不舒服了，便出现了胃胀、腹泻等。

我朋友的这位领导就是典型的酒精性脂肪肝。我告诉他，不要一生病就想到吃药、打针，千万不要忘了我们自身所具有的强大的免疫系统和自愈能力。

其实，对于脂肪肝，治愈的可能性很大。不知道大家有没有听过一个词叫"脂毒"，这是近几年才流行的词。人体脂肪过多的话，就会对五脏六腑造成损害。"脂毒"属于"阴毒"的一种，就好像家居风水里阴暗的屋子一样，最怕的就是阳气。这里我提醒脂肪肝的患友，凡是运动的、上升的、热的等，都是这类疾病的克星。多运动，少坐车，多晒太阳，都可以阴中求阳，把病调理好。

对于一般的脂肪肝，我们通过散步（微微出汗）和慢跑就能够把肝脏养好。正所谓"管住嘴，迈开腿，日行八千步"就是这个理。只要肚子上的脂肪一下来，脂肪肝也就消失了，胃胀的毛病也就自然消除了。当然，可别小看了小小的散步、慢跑，这里头也是有大学问的。首先，散步、慢跑之前，要让全身自然放松，适当地活动一下四肢，调匀呼吸，然后再从容地迈步；其次，散步、慢跑时，应该从容和缓，不应该匆忙，更不应该让琐碎的事情困扰内心；再者，散步、慢跑时，步履应该轻松，这样全身的气血才能达到平和；最后，散步、慢跑应该循序渐进，量力而为，做到形劳而不倦，不可累得气喘吁吁。如果过累的话，反而又伤及了阳气，就不好了。

当然，还不能忽略了情志疗法。情志疗法是一种精神力量，就像很多肿瘤病人一样，他坚信自己能好，并乐观地认为，活一天就赚一天，反而活得时间更久了。

我朋友的领导选择的是慢跑，3个月，90多天，啤酒肚就下去了，脂肪肝也没了。

不仅是脂肪肝，很多病都可以不用吃药，通过运动、情志、饮食等方法调理过来。相信自己吧，只要你坚持住，你也能修成正果！

小鱼际现红白点，早防早调糖尿病

很多有糖尿病的朋友心里会不平衡，自己也不怎么吃糖，却得了糖尿病，有些人天天吃糖，血糖却一点也不高。唉，"命"实在太苦了。其实，这也没什么不平衡的，只是你有糖尿病的易感基因，别人没有而已。别怪自己先天"风水"不好，那是你不会"转"。

事实上，在我们手掌上就有很多可以反映糖尿病的地方，比如小拇指下的小鱼际处如果出现红白相间的小点，就说明很可能有糖尿病了。还有，如果手掌大鱼际上有一道横纹，也提示有家族性糖尿病。

出现了糖尿病，就要早治疗，积极去防范它对心、肾、脑、眼、腿等器官和组织造成的伤害，防止并发症的发生。当然，最关键的还是要早发现，将其消灭在萌芽之中。但是，有很多人却不知道自己有糖尿病。我身边就有个同事，一米八三的大个子，参过军，身体很壮实，在单位的篮球队里打中锋。一天晚上，他突然就被"120"送到医院急诊科了。我当时不知道，第二天刚到医院，听说这个小伙子住院了，还不相信。原来是糖尿病酮症酸中毒，稍晚一会儿命就保不住了。

从中医上讲，一般的糖尿病都是肝肾阴虚型、内热型。从五行上来讲，肝属木，肾属水，肝与肾就像木与水的关系一样密切，肝主藏血的功能受到影响，会使血不旺，血不旺以后，体内之气生化无源，就会出现肾气虚衰，肾气对于水液代谢起主司和调节作用，肾气虚衰就会引发体内水液代谢障碍，出现糖尿病。那对于糖尿病，我们该怎么办呢？

糖尿病患者多会发生冠心病、脑血栓等一系列并发症，中医讲究调养，以"补元气，调平衡"为主，中医在降糖的同时，还增强了人的体质。

中医对糖尿病会从脾胃肝肾整体论治。我们在生活中，也可以取相关的穴位辅助调理。如选取腰部命门穴和肾俞穴来回地搓，搓热就行。或者我们在看电视的时候，搓热腰部，然后用手在腰部捂2分钟，腰部的穴位就都被照顾到了，肾阳也被补了，肾的功能也增强了，这对肝肾阴虚型糖尿病的预防很有帮助，我们经常说举手投足做养生，就是这样子。

对于糖尿病的预防更多的是体现在日常生活中，我们可以通过控制饮食，尤其是主食的量来降低或延缓糖尿病的发病机会。在管理糖尿病人的时候，主食的量都要严格控制，如米、面、薯类等碳水化合物类，正常人每天会吃400～500克，而糖尿病患者一般都控制在300克。还可以常吃一些升糖指数较低的水果，以满足身体对维生素和矿物质的需求，如黄瓜、苦瓜、南瓜等。当然还可食用富含膳食纤维的蔬菜，膳食纤维能吸收体内多余的糖分和垃圾，这些食物对糖尿病人或亚临床状态的病人都很适合。

老年人如果气血不足，除了每天要适量的活动外，在饮食中加上补气的食物也很重要，有"气"就有劲，就有活力，所以经常喝黄芪茶或西洋参茶，对我们的慢性疾病，如糖尿病、高血压等的预防都很有帮助。

病来了，不要怨天尤人，要用积极的态度去战胜它。你进攻了，疾病自然就退缩了。

 ## 四缝穴发暗，清理宿便一身轻

我有一次跟一个朋友一块儿吃饭的时候，发现她基本上都不怎么动筷子。我看她脸色发黄、发暗，感觉她可能有便秘。吃过饭后聊天，我就开玩笑问她："怎么不吃东西，是不是减肥呢？"她说自己最近不太舒服。她知道我学中医，手诊很专业，非要让我给她看看。我叫她伸出手来，只见她的四缝穴发乌、发青。我笑着问她："最近是不是大便干燥，排便困难啊？"她很吃惊，连连点头，告诉我她这几年大便一直很干燥，想让我给她好好治治。

其实，我们肠道里的健康状况如何，看看手掌就可以了。

我们身体里的"毒素"一般分三种，一种是血液的"毒素"，一种是淋巴系统的"毒素"，一种就是"肠毒"。"肠毒"很麻烦，它会让我们的脸色变得灰暗、不清爽、不透亮。如果"肠毒"长期得不到清除，就会引发一系列疾病，如结肠炎、肠息肉。同时，"肠毒"会成为很多疾病的隐患，如脸上的痤疮、黑斑，身上的肿块等，都跟体内"肠毒"有很大关系。所以，我们经常说便秘是百病之源，就是这个道理。而长期的便秘也是直肠癌的诱因，所以千万不能轻视它。

我的这个同学四缝穴发暗，脸色也不好，显然"肠毒"已经很严重了，需要赶紧清理肠道了。我告诉她，每天早起喝温开水，一有时间就推食指内侧大肠经二间穴到商阳穴的位置，每次300下。推这条经络的时候，要在心里想着，自己的肠道在蠕动，这时候就会感觉到肠内的气在动，有"便"意出现。加上这种意念，效果出奇好。然后，我给她做了换食疗法，就是选择蔬菜水果打碎成汁，饮2天。2周以后，她打电话告诉我，困扰她多年的大便干燥、排便困难终于治好了。后来，我再见到她的时候，她的脸色也好了很多。

二间属于手阳明大肠经，主治鼻出血、齿痛等五官科疾患，对便秘等大肠积热也很有疗效。内关穴属于手厥阴心包经，可治疗胃痛、呕吐、呃逆等胃腑病症，按揉上面两个穴位也可以清除胃肠的病症，使大便顺畅。

在这里，我最想说的就是精神疗法了，所谓精神疗法就是在调理身体的时候，把自己的精神因素加上，如果只是按揉穴位，可能起不了很大的作用，加上精神因素，大便可能很快就通了。比如说你按揉二间和内关的时候，可以想象你的大肠正在蠕动，把体内的积便一点点地送向肛门，如此下去，你可能就会大便临"门"了。

大家应该都听过"晚上水包皮，早上皮包水"这个说法吧，"晚上水包皮"就是说晚上要用热水洗脚，"早上皮包水"就是说早上要喝温开水。只要坚持每天早上起来喝温水，用不了半年，就会发现大便很顺畅。

生活中，有些东西并不可怕，正如三国时期，曹操和袁绍大战于官渡，曹操兵少将寡，粮草短缺，但是最终以少胜多，大败袁绍，就是因为曹操有好的攻战谋略，加上必胜的信念，敌人再强，也只是纸老虎而已。求医看病又何尝不是呢？有好的方法和坚信能治愈的精神因素，就离治愈已经不远了啊！

 ## 小拇指弯弯寒湿重，脾失运化，营养不良

今年春天的时候，一个大姐带着她8岁的小孙子来找我，说她的这个小孙子平时非常喜欢吃雪糕，趁大人不在家时，自己拿着放在冰箱里的雪糕一直吃，一下子把肚子吃坏了，从那以后就是肚子发凉、拉肚子。

我看小家伙面黄肌瘦的，有些营养不良，颧骨的地方有些发暗、发青，于是让他伸出手，看了看他的小拇指，发现小拇指向里有很明显的弯曲，也就是朝向无名指的地方弯曲。

我就告诉大姐说："孙儿没有大问题，就是体内寒湿重，腹内受寒，导致脾失运化，出现大便次数过多，从而形成小肠吸收不好，营养物质跟不上，孩子就瘦弱。"

小肠是我们消化系统很重要的器官，包括十二指肠、空肠和回肠，是

身体对食物进行消化、吸收其精微、下传其糟粕的重要脏器。《黄帝内经》上说："小肠者，受盛之官，化物出焉。""受盛""化物"是指小肠能够将胃输送来的食物进行加工，分别清浊，清者化生成气血津液，给全身供应营养，中医上叫"运化精微"；浊者通过大肠、膀胱以二便的形式排出，中医叫"排泄糟粕"。小肠如果功能不好就会出现腹泻、腹胀、拉肚子等。

小孩子脾胃弱，吃药效果不太理想，我选择给他进行食疗。我让他坚持一直用粥来调养，常用的就是山药薏米粥和菠菜根粥。山药薏米粥：山药50克，薏米10克，小米100克，同煮成粥。这粥健脾利湿，每天喝2次，3个月就会把孩子养得胖胖的。菠菜根粥：鲜菠菜根30克，鸡内金10克，大米适量，将菠菜根洗净、切碎，与鸡内金加适量水煎煮半小时，再加入淘净的大米，煮烂成粥。这道粥每天喝1次，可以利五脏，止渴润肠。

还有一个就是推小肠经，从小指指尖推到指根，每次推100～300次，对孩子营养物质的吸收很有帮助。"小肠主液"，凡是"液"所生的病都是小肠经的治疗范围，"液"包括月经、乳汁、白带、精液以及现代医学所说的腺液，如胃液、胰液、前列腺液等。所以，不仅是小孩子，经常推小肠经对成人身体也大有好处。

最想说的就是捏脊了，我经常向很多家长推荐给孩子用捏脊的方法治疗肠胃不适。就是两手沿着脊柱的两旁，用捏法把皮肤提起来，边提捏，边向前推进，由尾骨端捏到大椎处（人低头时颈部最高的那块骨头的突起处），重复3～5遍。为加强疗效，在提捏到与病情相关的背腧穴上时，可以加重提捏力度。捏脊具有调整阴阳、通理经络、促进气血运行、改善脏腑功能等作用。常用于治疗食欲不振、消化不良、腹泻、失眠及小儿食积等。

大姐按照我说的方法回去给孙儿调养，一直坚持了1个月，果然，那小孙儿的肚子也"争气"了，再也没有闹过肚子了。

指甲无光，气血瘀滞，最好喝点黑豆红花饮

中医上讲，指甲是脏腑气血的外荣，与人体的脏腑经络有直接联系，能够充分反映身体的健康状况，甚至看出潜在的健康危机。

有一次，有个女性朋友让我帮助她调理一下身体，当她把手伸出来的时候，我发现她手指甲颜色苍白，缺乏血色，我用大拇指压在她的指甲上几秒钟，松开以后，很久都没有恢复血色。她的舌苔薄而少苔，看她神疲气乏的样子，我跟她说，这是典型的气滞血瘀，就是说，身体里气滞和血瘀同时存在，一般多先有气的运行不畅，然后引起血液的运行瘀滞，说白了就是气滞导致了血瘀。"气为血之帅""血为气之母"，气可以推动血运行，血在运行过程中又可以生气，这样相互为用。打个比方说吧，气和血就好比树和土地一样。树之所以长大，都是因为有了土的滋养。而树长大后，落的叶子越多，土地就越肥沃。

试想一下，如果土地不给树提供养料了，树就停止生长甚至死掉了，到最后土地也就变成沙漠了。人的身体也是如此，一个女人如果经常爱生气，就会导致气滞，出现胸闷、烦燥等症状。气滞时间长了，就会造成血瘀，还会出现痛经、闭经等。这时候，应该同时行气活血才行。有一道粥，确切来讲应该叫"饮料"，我非常喜欢，这就是"黑豆红花饮"。组方是黑豆30克，红花6克，红糖30克。做的时候把黑豆里的杂质拣掉，洗干净。然后把黑豆、红花放入锅内，加适量清水，用武火煮沸后，再用文火煮至黑豆熟烂，除去黑豆、红花，留汁，加适量红糖搅匀就可以了。

这道"饮料"你可以按照比例多熬一些，放在冰箱里，喝的时候拿出来放在微波炉里热一热就可以了。每次喝50毫升，每天3次。这个方子里面，黑豆可以补肾元，下气，活血，补虚乌发。现代的营养学家把黑豆做了"解剖",发现黑豆中微量元素含量特别丰富,如锌、铜、镁、钼、硒、氟等的含量都很高,而这些微量元素对延缓人体衰老、降低血液黏稠度等非常重要。红花可以活血通经,散瘀止痛。红糖可以益气补血,健脾和胃。细心的人会发现,这个方子似乎偏重于活血。您算说对了,气藏在血里面,血"冻"住了,得先把血"融化"开了,气才能运行。

我的朋友喝了上面这道"饮料",两个月后感觉体质好多了,再看看她的指甲,已经红润有光泽了。

 ## 指甲太红血太热,用犀牛地黄汤凉血效果好

每当脏腑里阳气过盛的时候,就会出现血热证,这类人多会表现为面色发红、手脚心发热、大便干结、口渴、流鼻血等。就好像身体里有一团火没有发泄出来一样。还有的人会表现为心里烦燥不安,坐卧不宁,睡不安稳。坐在椅子上的时候,就好像屁股上有钉子一样,刚坐一会儿就站起来走来走去的,过一会儿就又坐下来。大家都知道现在七八岁、十来岁的小孩子,大多比较好动,坐不住。这就是因为小孩子是"纯阳之体",虽然也算是血热,但是还处在身体可以控制的范围里,没有出现不适。

为了让大家弄明白什么是血热,我先给大家讲个故事吧。20世纪初的时候,有一名医生和工人们一起从欧洲坐船到南非去。中间要经过赤道,但是那时候没有空调等制冷设备,很多人都受不了那种高温,生病了。当时,医生大多会采用静脉放血的方法来改善症状。大家都知道,静脉血是不含氧分的,所以都是暗红色,只有动脉血才是鲜红色的。可是当医生把工人的静脉割开的时候,发现血的颜色是鲜红色的。当时就把这个医生吓

了一大跳，还以为自己割错，割到了动脉呢！

当然，这种血热之证比较特殊。一般来讲，血热的时候，身体里的阳气过盛，火气较大。大家都知道，阳气是好东西，但是也不能太多，太多反而会对身体造成伤害。对于血热，古代医书上有个很经典的方子叫"犀角地黄汤"，我们只管拿来用就好了。这个方子只有四味药，分别是犀牛角（现在都用水牛角代替）30克，生地黄24克，芍药12克，牡丹皮9克，却有养阴清热、凉血开窍的作用，可以说是简单实用。

在这个方子里，水牛角具有清热、凉血的功效，还可以除去血热引起的心烦等精神症状。生地黄也是一种清热、生津、滋阴的中药。而芍药是个"和事佬"，中医说它"可升可降，能泻能散，能补能收，其功全在平肝，肝平则不克脾胃，而脏腑各安"。牡丹皮可以滋阴降火，解热镇痛。这个方子大家记起来也比较容易，除了水牛角和生地黄外，芍药和牡丹都是中国的名花，大家可以联想记忆一下，"一头牛（水牛角），来到了陌生的地方（生地黄），看到了中国的两大名花，牡丹和芍药"。是不是一下子就记住了？

除血热得用寒性的药物，热则寒之，这样才能相克。而寒性的药物大多都比较苦。这四味药里，牛角和生地黄都是大苦之品，美丽的芍药和牡丹也都是微苦的。药比较苦的，喝的时候非常需要勇气，大家要有心理准备啊！

血热的人可以多去游泳或者到树荫下、河边放松身心，可以阳中求阴，减缓血热的程度。

 ## 手背有青筋，背上有痰湿

身体里的血管，就跟大自然中的河流一样，河流如果静止了，就谈不上"风生水起"了。正常情况下，我们的手背上会有几根青色的血管，那是静脉血管，如果生病需要输液的时候，都会请这几根血管"帮忙"。

这几根血管在皮肤下面隐藏着，我们只能看到浅浅的青色。但是，也有一些人的手背上青筋暴露，非常明显。这里的青筋实际上不是筋，而是那些静脉血管。手背有青筋，从西医学上讲，就是静脉血液回流不畅，导致血管内压力增高，从而在皮肤表面出现凸起，颜色加深。从中医上讲，说明血液内有痰、湿、浊、热等毒素积滞。

在我们的手背部，中指与颈椎、胸椎、腰椎对应，食指对应左肩、左背、左腰，无名指对应右肩、右背、右腰，大拇指和小拇指分别对应大腿、小腿。所以说，手背是我们肩背与下肢的反射区。

手背上出现青筋，就说明我们的肩、背、腰部有毒邪瘀滞。看看自己的手背，如果有青筋突起，就拿起刮痧板，顺着我们的脊柱，从上到下，依次从颈椎、胸椎、腰椎到骶椎刮一刮吧。刮完脊柱，接下来是两边的膀胱经。然后依次向肩膀两侧移动。如果您没有什么不适的话，一周刮一两次，每次15分钟即可，我们的腰背肩上酸困疼痛，通过观察手背上青筋的健康提示，就可以及早预防，而不是等到成为五十肩等劳疾，影响了生活才去治疗。刮的时候可以灵活一点，不必拘泥于我上面说的方法。

如果您感觉自己的脖子很不舒服，可以在颈椎多刮一刮，每天1次，每次15分钟。如果您有肩周炎，除了每天刮15分钟外，还可以用艾炷灸一灸肩井、天宗穴。肩井穴具有祛风清热、活络消肿的作用。而天宗穴对治疗肩胛部疼痛、肩关节周围炎、慢性支气管炎等效果都非常好。

如果您除了手背上有青筋外，还经常感觉到小便频繁，那就再配合着灸一灸肾俞穴。

我有一个朋友，四十多岁了，他手背上的青筋就非常明显，平时肝火也非常旺盛。我就让他做刮痧和灸肝俞穴。朋友第一次刮的时候，背上起了水疱，效果非常好。不到2周，他手背上的青筋就消失了，体重也轻了2千克，精神状态也大不一样。朋友说，他现在的感觉就是，原来像一个快没电的机器人，现在又换上了新电池，动力十足。

所以，我们要规律饮食、合理运动，不要追求过多的欲望，让身体内的"毒素"在量还很少的时候，就及早地排出体外。只有这样，身体才能健健康康的，我们才能寿满天年。